Alexandra Stumpenhagen

RHINITIS ACUTA – ODER EINFACH SCHNUPFEN

Alexandra Stumpenhagen

RHINITIS ACUTA – ODER EINFACH SCHNUPFEN

Medizinerdeutsch verstehen.
Von Kopf bis Fuß.

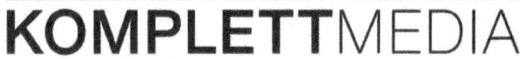

Information zur Form der Schreibweise: Zur besseren Lesbarkeit wird im Buch die männliche Form (der Arzt, der Patient usw.) verwendet. Alle Personenbezeichnungen gelten gleichermaßen für beide Geschlechter.

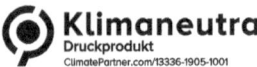 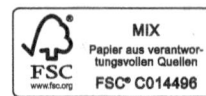

Originalausgabe
1. Auflage 2019
Verlag Komplett-Media GmbH
2019, München/Grünwald
www.komplett-media.de
ISBN: 978-3-8312-0535-6
Auch als E-Book erhältlich

Lektorat: Redaktionsbüro Diana Napolitano, Augsburg
Korrektorat: Korrektorat & Lektorat Judith Bingel M.A.
Umschlaggestaltung: Guter Punkt, München
Satz: Daniel Förster, Belgern
Druck & Bindung: GGP Media GmbH, Pößneck

Printed in Germany

Dieses Werk sowie alle darin enthaltenen Beiträge und Abbildungen sind urheberrechtlich geschützt. Jede Verwertung, die nicht ausdrücklich vom Urheberrecht zugelassen ist, bedarf der vorherigen schriftlichen Zustimmung des Verlags. Das gilt insbesondere für Vervielfältigungen, Bearbeitungen, Übersetzungen, Mikroverfilmungen und die Speicherung und Verarbeitung in elektronischen Systemen sowie für das Recht der öffentlichen Zugänglichmachung.

Haftungsausschluss und allgemeiner Hinweis: Die in diesem Buch dargestellten Inhalte dienen ausschließlich der neutralen Information. Sie stellen keine Empfehlung oder Bewerbung von diagnostischen Methoden, Behandlungen oder Arzneimittel dar. Der Text erhebt weder einen Anspruch auf Vollständigkeit noch kann die Aktualität, Richtigkeit und Ausgewogenheit der dargebotenen Information garantiert werden. Der Text ersetzt keinesfalls die fachliche Beratung durch einen Arzt oder Apotheker und er darf nicht als Grundlage zur eigenständigen Diagnose und Beginn, Änderung oder Beendigung einer Behandlung von Krankheiten verwendet werden. Konsultieren Sie bei gesundheitlichen Fragen oder Beschwerden immer den Arzt Ihres Vertrauens!

Inhalt

Vorwort 9

Dr. Google – immer zur Stelle ... 13

Tipps zum Umgang mit Dr. Google 16
Medizinerdeutsch ohne Dr. Google –
so geht's! 18

Grundlagen 21

Präfixe und Suffixe – fix gelernt und fix
gewusst 21
Häufig verwendete Begriffe in der Medizin
von A bis Z 24

Basics, bevor es zum Arzt geht ... 67

Rechte eines Patienten 67
Behandlungsfehler 74
Meist beginnt alles ambulant 77

Die Sprechstunde 85
Was erwartet mich? 85

Beispiele aus der Sprechstunde 91

Arzneimittel und ihre Beipackzettel 95
Namenszusätze 97

Apparative Diagnostik 99
Die Vitalparameter 99
Die Blutuntersuchung 104

Blutwerte 109
Kleines Blutbild 109
Großes Blutbild (kleines Blutbild + Differenzialblutbild) 114
Die Blutgerinnung (Blutstillung oder Hämostase) 114
Die Entzündungswerte 117
Elektrolyte 118
Spurenelemente 121
Fettstoffwechsel 123

Zuckerstoffwechsel	126
Hormonsystem	128
Weitere Hormone	130
Nierenwerte	133
Harnsäure	134
Leberwerte	135
Bauchspeicheldrüsenwerte	137
Herzwerte	138
Blutkulturen	140

Andere Substanzen — 141

Andere diagnostische Verfahren — 143

In der Kürze liegt die Würze — 151

Gängige Abkürzungen	152
Lagebezeichnungen	153

Der Facharzt — 155

Von Kopf bis Fuß – Begriffe auf einen Blick — 163

Kopf	163

Brustkorb	176
Bauch- und Beckenbereich	190
Der Bewegungs- und Stützapparat	211
Die Haut	219

Der Krankenhausaufenthalt — 227

Aufnahmetag	228
Aufstehen	228
Visite	229
Entlassung	231

Shared Decision-Making – zusammen besser — 233

Register — 237

Literatur — 255

Vorwort

Willkommen im Klub der Patienten

Patient ist man von Anfang an. Bereits als Neugeborenes wird man regelmäßig ärztlich untersucht – aber man erinnert sich nicht daran und hat vielleicht noch vage Erinnerungen an Impftermine im Kindesalter. Im Jahr 2006 änderte sich dies in meinem Fall. »Diagnose: Diabetes mellitus Typ 1« stand auf dem Arztbrief nach einem zweiwöchigen Aufenthalt im Krankenhaus. Plötzlich war ich Patientin und gehe seitdem alle drei Monate zum Diabetologen und einmal jährlich zum Augenarzt.

Wie ich danach Ärztin wurde

Ich komme aus keiner Arztfamilie, im Prinzip gibt es in meiner Familie nicht mal annähernd jemanden, der medizinisch tätig ist. Die Idee, Humanmedizin zu studieren, war ein Mix aus einer grundlegenden Neugier auf die Funktionsweise des menschlichen Körpers, zu vielen Arztserien wie »Grey's Anatomy« und »Dr. House«, meinen regelmäßigen Arztbesuchen, die mich automatisch mit der Medizin konfrontierten, und der generellen Lust, mit Menschen zu arbeiten, ihnen zu helfen und vor allem im Bereich der inneren Medizin tätig zu werden.

Warum dieses Buch?

»Sie haben Diabetes mellitus Typ 1 – eine Autoimmunerkrankung, bei der das Pankreas durch Autoantikörper seine Funktion verliert und kein Insulin produziert«, so die Ärzte bei Diagnosestellung.

Das Pankre-was? Insulin? Was habe ich jetzt genau? Ich traute mich nicht nachzufragen, da sich alles sehr selbstverständlich anhörte und ich dachte, dass ich das wahrscheinlich hätte wissen müssen. Ja, so fühlt man sich häufiger als Patient und es ist kein schönes Gefühl. Dabei ist die aktive Mitbeteiligung des Patienten rund um seine Gesundheit das primäre Ziel und dafür ist eine verständliche Kommunikation unabdingbar.

Wie kommt es dazu, dass Ärzte so oft in ihrer Fachsprache sprechen?

Bereits während des Medizinstudiums begleitet man Ärzte auf Visiten oder ist bei Sprechstunden dabei und auch damals stand ich als Studentin häufig daneben und habe aus dem ärztlichen Gespräch nicht alles verstehen können.

Man muss sich das vorstellen, wie wenn man eine Fremdsprache lernt. Zu Hause Vokabeln auswendig lernen und ab und an mal anwenden ist vielleicht grundlegend gut, aber man muss eigentlich erst einmal in demjenigen Land gewesen sein, um das richtige Feeling für die Fremdsprache zu bekommen.

Vorwort

So lernt man als Medizinstudent zunächst vieles auswendig, ohne dass man es regelmäßig anwendet. Während des Studiums, aber vor allen Dingen danach, ändert sich dies, da man immer mehr in die Medizinwelt eintaucht, tagtäglich mit all den Begrifflichkeiten umgeben ist, sie selbst verwendet und so eine Selbstverständlichkeit entsteht, die im Arzt-Patienten-Gespräch ihren Lauf nimmt.

Nehmen Sie es also Ihrem Arzt nicht allzu übel, wenn er mit Worten um sich schmeißt, die wie eine Fremdsprache klingen. Ich selbst habe mich in der Visite als Ärztin auch schon mal dabei ertappt, Medizinerdeutsch zu sprechen, und glauben Sie mir, man merkt es nicht sofort und man beabsichtigt es auch nicht.

Wozu also dieses Buch? Um Klarheit zu schaffen, um eine gute Basis in der Arzt-Patienten-Kommunikation zu unterstützen und um Patienten, also SIE, mit genügend Informationen zu versorgen – all das gab mir Anlass, dieses Buch zu schreiben. Schön, dass Sie dieses Buch jetzt in den Händen halten – reisen wir nun gemeinsam in das Land des Gesundheitswesens und lernen die Sprache der Medizin kennen!

Dr. Google – immer zur Stelle

Fangen wir mit einem sehr beliebten Arzt in Deutschland an: Dr. Google ist der Arzt, dem die Patienten vertrauen. Er steht im täglichen 24-Stunden-Dienst Rede und Antwort bei Beschwerden und medizinischen Fragen, übersetzt fleißig medizinische Fachbegriffe und bietet eine Bandbreite an vielen Informationen und Austauschmöglichkeiten.

Die Recherche auf medizinischen Informationsseiten und in Foren ist nichts Neues in der Welt der Medizin. Rund zwei Drittel der Deutschen informieren sich im Internet vor dem Gang zum Arzt, ungefähr genauso viele suchen nach dem Arztbesuch online nach detaillierteren Informationen zu ihrer Diagnose. So werden unter anderem Behandlungsmöglichkeiten und ärztliche Empfehlungen überprüft, Erfahrungen anderer Patienten gelesen und nach Expertenwissen für Laien gesucht.

Dr. Google hat rund um die Uhr Sprechstunde, auch abends oder nachts, wenn einem etwas am Körper auffällt oder plötzlich Beschwerden eintreten und man nicht weiß, woher diese stammen. Wie sich oft herausstellt, ist diese Sprechstunde nicht immer und für jeden die allerbeste Wahl. Für ein Beispiel machen wir kurz einen Abstecher in die Notaufnahme:

Die Vielfalt der Medizin bildet sich in einer Notaufnahme relativ gut ab. Es kann drunter und drüber gehen, hektisch sein, schnelles Handeln erfordern. Patienten von jung bis alt stellen sich mit den verschiedensten Beschwerden vor, auch so manch ein Google-Patient saß mir schon gegenüber.

Eines Nachts kam während meiner Dienstzeit eine Patientin in Angst versetzt in die Notaufnahme. Sie hatte ihre Selbstdiagnose dank einer Internetrecherche schon gestellt und drückte mir einen Zettel in die Hand. »Das habe ich wohl, ich konnte mir den Begriff nicht merken und weiß nicht, wie man den ausspricht.«

Auf dem Papier stand »Dengue-Fieber«. Auf Nachfrage berichtete sie weiter: »Ich bin seit einer Woche erkältet, hatte in den ersten zwei Tagen Fieber und Gliederschmerzen und nun habe ich heute Abend einen Mückenstich am Bein bemerkt, wo ich nicht weiß, wie lange ich diesen schon habe. Im Internet stand, dass das tödlich enden kann, ich konnte mich nicht beruhigen und nicht mehr schlafen.«

Wenn man bei Google die Begriffe »Fieber« und »Mückenstich« eingibt, so stößt man tatsächlich schnell auf diese Viruserkrankung, welche durch Stechmücken in tropischen und subtropischen Regionen übertragen werden kann. Auf Reisen war die Patientin zuletzt nicht. »Aber da stand, dass es auch in Europa vorkommen kann!« Es erfolgte eine Untersuchung mit Blutabnahme. Im Blut zeigte sich die Testung auf tropische Erkrankungen negativ, die Entzündungszeichen waren minimal erhöht, der Rest der Befunde war unauffällig – schlussendlich handelte es sich um einen grippalen Infekt, der bereits in der Ausheilungsphase war.

Nicht immer stößt man also auf das Richtige bei der Suche nach der Diagnose, was zu Beunruhigung und Unsicherheit führen kann. Einige gehen aufgrund von Besorgnis und Angst um ihre Gesundheit zum Arzt, wo sich häufiger herausstellt, dass nichts Krankhaftes hinter den Beschwerden steckt.

Lassen Sie sich jedoch auch nicht sofort von einem Arztbesuch abbringen, wenn Sie Beschwerden haben und diese laut Ihrer Internetrecherche harmlos erscheinen oder von selbst verschwinden sollten. Sie können damit gesundheitliche Folgen riskieren, indem sich der Gesundheitszustand im weiteren Verlauf verschlechtert, weil eine erforderliche Therapie nicht rechtzeitig eingeleitet worden ist.

All die Recherchen und vor allem die Informationsfülle kann so manch einen überfordern, denn woher die Informationen stammen und wie gut sie sind, ist vielleicht nicht auf den ersten Blick ersichtlich. Häufig weiß man am Ende nicht, was man hat, und wenn man laut Recherche etwas hat, dann kann man an nichts anderes mehr denken. Man fängt an, in sich hineinzuhorchen, und alles wird noch schlimmer. Wenn bei Ihnen also sowieso schon Tendenzen zum Hypochonder bestehen, dann sollten Sie die Suchmaschine lieber gar nicht erst benutzen. Nicht umsonst kursiert bereits der Begriff »Cyberchondrie«, welcher das Googeln von Beschwerden und damit verbunden das Einbilden von schweren Erkrankungen zusammenfasst.

Entscheidungen im Hinblick auf eigene Gesundheitsfragen sollte man also sicherlich nicht nur in die Hände von Dr. Google legen, aber grundsätzlich ist es nicht verkehrt, sich zu informieren. Informieren Sie sich bei Bedarf vor und nach einem Arzttermin, hinterfragen Sie die Informationen aus dem Netz aber auch kritisch und sprechen Sie bei Unsicherheiten mit Ihrem Arzt darüber. Das Beschäftigen mit der eigenen Gesundheit kann sich schließlich positiv auf die Behandlung auswirken, da Sie gewissenhafter mit Ihrer Gesundheit umgehen und informiert bleiben.

TIPPS ZUM UMGANG MIT DR. GOOGLE

Dr. Google kann dem Serienarzt Dr. House auch manchmal ziemlich ähnlich sein, wenn er die seltensten Erkrankungen bei Ihnen diagnostiziert. Doch meist ist alles harmloser, als es erscheint.

Wenn Sie nach etwas suchen sollten, dann wählen Sie die Begriffe so spezifisch wie möglich. Je mehr Schlagworte Sie benennen, desto spezifischere, auf Ihre Beschwerden abgestimmte Ergebnisse werden Ihnen geliefert.

Aufgepasst: Die Ergebnisse sind aber nicht nach inhaltlicher Qualität oder Relevanz sortiert. Durch verschiedene Algorithmen sortiert die Suchmaschine nicht das am häufigsten vorkommende Schlagwort, sondern zeigt durchaus auch Treffer ganz oben an, welche seltene Erkrankungen betreffen.

Teilweise kommen über Tausende an Treffern heraus, wo also zunächst herausgefiltert werden muss, welcher möglichst seriöse und richtige Informationen liefert. Man sollte stets bedenken, dass das erste Ergebnis, das oben in der Liste auftaucht, nicht gleichzeitig das beste ist. Das ist der Punkt, an dem man vor einer der schwierigsten Aufgaben steht – nämlich herauszufinden, welche Webseite gute Gesundheitsinformationen anbietet. Im Impressum der jeweiligen Seiten kann man häufig nachlesen, von wem die Informationen stammen. Sind es Experten, Mediziner oder öffentliche Einrichtungen wie beispielsweise Bundesämter? Dann kann man diesen Informationen in den meisten Fällen vertrauen.

Wichtig ist, dass Sie Ihrem Arzt im Gespräch offen berichten, was Sie beschäftigt, was Sie nachgelesen haben, wo Sie Bedenken haben. Die Aufklärung des Patienten und der gezielte Einsatz bestimmter Informationsquellen aus dem Internet gehören heute zum Alltag eines Arztes dazu. Das Internet ist unübersichtlich und gerade deswegen braucht der Patient die Kompetenz des Arztes, um die richtigen Entscheidungen hinsichtlich der eigenen Gesundheit zu fällen.

MEDIZINERDEUTSCH OHNE DR. GOOGLE – SO GEHT'S!

Wie kommen die Sprache und all diese Begriffe überhaupt zustande?

Der medizinische Wortschatz umfasst etwa 200.000 Begriffe. Die Worte stammen aus dem Lateinischen und Griechischen, wobei modernere Begriffe auch aus dem Englischen und Französischen kommen.

Direkt zu Beginn des Medizinstudiums gibt es das Fach »Medizinische Terminologie«, wo der medizinische Fachwortschatz gelehrt wird, um die fachsprachliche Kommunikation zu ermöglichen und so eine eindeutige Informationsvermittlung zu gewährleisten. Man lernt die Medizin direkt mit ihren Fachwörtern kennen, das Erklären dieser für Laien wird einem jedoch nicht beigebracht, weswegen sich viele Ärzte mit »einfachen Worten« dann auch schwertun.

So ist den meisten Ärzten irgendwann gar nicht bewusst, dass sie mit all den Fachwörtern in Rätseln sprechen. Aus Bluthochdruck wird Hypertonus, aus Schnupfen Rhinitis.

Das Entziffern von Arztberichten und Befunden ist für Patienten ohne Dr. Google nur schwer möglich. Aber warum das Internet durchforsten, wenn man doch eigentlich den Arzt fragen kann!

Ja, ja, einfacher gesagt als getan, und wenn getan, dann meist ohne das gewünschte Ergebnis, denn im Gespräch tauchen neue Fachwörter auf und die Fragezeichen häufen sich. Jetzt kommen wir also hier zusammen, an dem Punkt, wo der Patient dem Arzt und sich selbst entgegenkommt. Denn nichts ist wichtiger, als dass der Patient, also Sie, gut informiert ist und zusammen mit dem Arzt Entscheidungen im Hinblick auf seine Gesundheit treffen kann – und ja, es geht nämlich (fast immer) auch einfacher, wenn es heißt: »Rhinitis acuta – oder einfach Schnupfen«!

Grundlagen

Die Entschlüsselung der mystisch klingenden Worte ist nicht immer ganz so schwer, wenn man sich anschaut, wie diese überhaupt zustande kommen. Wir wollen jetzt keinen Latein- oder Griechischkurs belegen, aber einige grundlegende Dinge helfen schon, um sich einiges selbst zu erschließen. Wenn man diese einmal verstanden hat, erleichtert es einiges im Nachhinein, und man muss sich nicht jedes Mal mit dem Internet oder Fachwörterbuch herumschlagen.

PRÄFIXE UND SUFFIXE – FIX GELERNT UND FIX GEWUSST

Es hört sich komplizierter an, als es ist: Präfixe sind Vorsilben und entsprechen dem Teil eines Wortes, der am Anfang steht. Aus diesen kann man auf bestimmte Dinge schließen, wenn man eine gewisse Vorstellung hat, was diese bedeuten.

Rhinitis acuta – oder einfach Schnupfen

Präfix/Vorsilbe	Bedeutung	Beispiele
a-	Verneinung, Fehlen von	• Anurie: keine Harnabsonderung
anti-	gegen	• Antitoxin: Gegengift
ek-/ex-	aus, heraus	• Ektomie: Herausschneiden (operative Entfernung) • Exsudat: Flüssigkeitsaustritt aus den Gefäßen
en-/em-	in, hinein	• Empyem: Eiter in einer Körperhöhle • Enzephalitis: Gehirnentzündung
in-/il-/im-/ir-	ein, hinein, un-	• Infarkt: Gefäßverschluss • Immunität: Unempfindlichkeit gegenüber Krankheitserregern
ob-	gegen, entgegen	• Obstipation: Stuhlverstopfung • Obstruktion: Verschluss eines Hohlorgans
hyper-	über (die Norm hinaus)	• Hypertonie: erhöhter Blutdruck • Hyperglykämie: Überzuckerung
hypo-	unter (der Norm), unterhalb	• Hypoglykämie: Unterzuckerung
poly-	viel (mehr als die Norm)	• Polyurie: vermehrte Harnausscheidung • polymorph: vielgestaltig, in verschiedenen Formen vorhanden

Suffixe findet man hinten, es sind die Endsilben, und dies sind die häufigsten:

Suffix/Endsilbe	Bedeutung	Beispiele
-itis	Entzündung	• Bronchitis: Entzündung der Bronchien • Gastritis: Magenentzündung • Rhinitis: Entzündung der Nasenschleimhaut
-ose	krankhafter, lang andauernder Zustand/ chronische Erkrankung	• Arteriosklerose: Arterienverkalkung • Mukoviszidose: auch »zystische Fibrose« genannt – nicht heilbare Stoffwechselstörung mit Bildung von zähem Schleim
-ie/-ia	krankhafter Zustand	• Pneumonie • Hämaturie
-om(a)	gut- oder bösartige Geschwulst	• Lipom: gutartige Fettgeschwulst • Osteosarkom: bösartiger Knochentumor • Mammakarzinom: Brustkrebs
-pathie	chronisches Leiden, allgemeine Bezeichnung für »Erkrankung«	• Hepatopathie: Lebererkankung • Nephropathie: Nierenerkrankung • Chondropathie: Erkrankung eines Gelenkknorpels
-iasis	Krankheitszustand im Sinne von »voll von etwas sein«	• Psoriasis: Schuppenflechte • Cholelithiasis: Gallensteinleiden • Nephrolithiasis: Nierensteinleiden

Keine Regeln ohne Ausnahmen! Wie wir es vielleicht schon aus dem Fremdsprachenlernen kennen, gibt es immer Ausnahmen. Die Pneumonie ist beispielsweise eine Lungenentzündung, von »-itis« ist hier zum Beispiel keine Spur.

HÄUFIG VERWENDETE BEGRIFFE IN DER MEDIZIN VON A BIS Z

Es gibt Begriffe, die bekommen Sie meist nur in den jeweiligen Fachabteilungen zu hören, andere wiederum, derer sich jeder Arzt bedient. Auf geht's ans Vokabellernen, damit Sie mit dem nächsten Mediziner auf Augenhöhe sprechen können.

Ablatio
 operative Entfernung

Abszess
 abgekapselte Eiteransammlung, meist bakteriell bedingt

Abusus
 Missbrauch von Genussmitteln wie Alkohol, Nikotin, Drogen oder von Arzneimitteln

---

Adaptation
Anpassung (bspw. der Medikamentendosis oder des Auges an bestimmte Helligkeitsgrade)

adäquat
angemessen, entsprechend

Adenom
gutartige Geschwulst, die von Drüsengewebe ausgeht

Adhäsion
Anhaftung oder Verwachsung

Adipositas
Übergewicht, Fettleibigkeit

aerob
Sauerstoff brauchend

afebril
fieberfrei

akut
plötzlich einsetzend, schnell verlaufend, meist von kurzer Dauer

Algesie
Schmerzempfindung, Schmerzempfindlichkeit

alimentär
durch die Nahrung bedingt, ernährungsbedingt

Allergie
Reaktion des Abwehrsystems auf bestimmte Stoffe und Reize (bspw. Pollen oder Wespengift)

alternierend
wechselnd (bspw. wechselnde Beschwerden)

ambulant
medizinische Versorgung außerhalb eines Krankenhauses

anaerob
lebensfähig ohne Sauerstoff

Analgesie
Aufhebung der Schmerzempfindung

Anämie
Blutarmut

Anamnese
Zusammenfassung des Gesundheitszustandes mit aktuellen Beschwerden eines Patienten

Anästhesie
 medikamentöse Betäubung

Anschlussheilbehandlung
 Rehabilitationsmaßnahme im Anschluss an einen Krankenhausaufenthalt

antibakteriell
 gegen Bakterien gerichtet

Antibiogramm
 Testung auf Bakterien und ihre Empfindlichkeit gegen bestimmte Antibiotika vor Beginn einer gezielten antibiotischen Therapie

antiseptisch
 keimtötend

antiviral
 gegen Viren gerichtet

Applikation
 Verabreichung oder Anwendung (von Medikamenten)

appliziert
 verabreicht, angewendet

Areal
　Bereich

asymptomatisch
　kein Vorhandensein von Beschwerden

Ausscheidungen
　bspw. Urin, Stuhl

Ausstrahlung
　Schmerzen werden von einem Körperbereich in einen anderen weitergeleitet

bakteriostatisch
　Bakterien hemmend

bakterizid
　bakterienabtötende Wirkung

benigne
　gutartig

Biopsie
　Gewebsentnahme zur mikroskopischen Untersuchung

BMI
Body-Mass-Index, Richtwert zur Beurteilung des Verhältnisses von Körpergewicht zu Körpergröße

Bolus
Bissen, Klumpen; auch: auf einmal injiziertes Medikament

chronisch
über längere Zeit andauernd

circadianer Rhythmus
biologisch gesteuerte Tagesperiodik

Compliance
Bereitschaft des Patienten zur Zusammenarbeit mit dem Arzt; Therapietreue des Patienten; zuverlässige Einnahme der Medikamente

Defäkation
Darmentleerung, Stuhlgang

Degeneration
Verfall, Rückbildung von Zellen, Geweben oder Organen mit eingeschränkter Funktionsfähigkeit

degenerativ
zum Verfall führend

Dehydratation
Austrocknung, Wassermangel des Körpers

Dekontamination
Beseitigung einer Verunreinigung, Entseuchung

Desinfektion
Entkeimung, Abtötung oder Inaktivierung von Keimen

Detoxikation
Entzug, Entgiftung des Körpers

Diarrhö
Durchfall

Dilatation
Erweiterung, Ausdehnung

Disposition
Veranlagung, Krankheitsbereitschaft

Dolor
Schmerz

Drainage
Ableitung von Wundabsonderungen und Flüssigkeitsansammlungen im Körper durch Einlegen eines Schlauchs

Ductus
Gang, Kanal

dysmorph
fehlerhaft entwickelt

Dysplasie
Fehlbildung oder Fehlentwicklung eines Organs

Dystrophie
Ernährungsstörung eines Gewebes, Organs oder des gesamten Organismus mit Nährstoffen

Ektomie
vollständige operative Entfernung eines Organs

ektop
Vorkommen eines Gewebes an einer für das Gewebe nicht typischen Stelle

Emesis
Erbrechen

endogen
  körpereigen, selbst

Epidemie
  Seuche, Infektionskrankheit, die plötzlich zeitlich und räumlich begrenzt auftritt und viele Menschen befällt

Epikrise
  Abschlussbericht eines Arztes über den Verlauf einer Erkrankung

Eradikation
  vollständige Beseitigung einer Krankheit oder eines Erregers (bspw. Tripeltherapie gegen den Magenkeim Helicobacter pylori)

Erreger
  Mikroorganismen, die Krankheiten verursachen wie Viren, Bakterien oder Pilze

Euphorie
  gehobene Stimmung

Exazerbation
  Verschlimmerung, Steigerung einer Krankheit

Exkretion
Ausscheidung

exogen
durch äußerliche Einflüsse bedingt, von außen in den Körper eindringend

exokrin
bei Drüsen nach außen absondernd, zum Beispiel Schweißdrüsen

Exsikkose
Austrocknung des Körpers durch starken Flüssigkeitsverlust

Exsudat
entzündlich bedingter Austritt von Flüssigkeit und Zellen aus den Blut- und Lymphgefäßen

Extension
Streckung, Zug, z.B. bei Knochenbrüchen

extrakorporal
außerhalb des Körpers liegend oder ablaufend

fakultativ
wahlweise, gelegentlich

Fäzes
 Kot

Fieber
 Erhöhung der Körperkerntemperatur auf über 38 Grad Celsius; Ausdruck einer systemischen Entzündungsreaktion

Fistel
 abnormer Verbindungsgang zwischen einem Organ und der Körperoberfläche oder zwischen zwei oder mehreren Organen

Flatulenz
 Abgang von Darmgasen, Blähungen

Flush
 anfallsweise auftretende Hitzewallung des Oberkörpers, vor allem im Gesicht, mit Rötung

Follikel
 Bläschen, bspw. die Eizelle im Eierstock (Ovarialfollikel), Schilddrüsenfollikel, Haarfollikel oder Lymphfollikel

fragil
 zerbrechlich, zart

Fraktur
Knochenbruch

fulminant
plötzlich auftretend, rasch und heftig verlaufend

funktionelle Störung
körperliche Beschwerden, welche keine organische Ursache haben

Gangrän
Untergang von Gewebe mit schwärzlicher Verfärbung infolge einer Durchblutungsstörung

generalisiert
den ganzen Körper betreffend

Generalisierung
Ausbreitung einer Erkrankung in einem vollständigen Organsystem oder Organ

Genese
Entstehung und Entwicklung einer Krankheit

Genetik
Wissenschaft von der Vererbung

genetisch
  erblich bedingt

Geriatrie
  Vorbeugung und Behandlung von Krankheiten des alternden Menschen

geriatrische Rehabilitation
  Rehabilitation für ältere Patienten zur Wiederherstellung einer weitestgehenden Selbstständigkeit

habituell
  gewohnheitsmäßig, häufig wiederkehrend

Habitus
  äußeres Erscheinungsbild mit Berücksichtigung individueller Besonderheiten

Halbwertszeit
  Zeit, in der die Konzentration eines Stoffes auf die Hälfte abgesunken ist (bspw. eines Medikaments im Blut)

Hämangiom
  gutartige Geschwulst aus Blutgefäßen, Blutschwamm

Hämatom
  Bluterguss

hämodynamisch
  den Blutkreislauf betreffend

hämorrhagisch
  zu Blutungen führend, mit Blutungen einhergehend

heterogen
  unterschiedlich, ungleich

Hiatus
  schmale Öffnung, Spalt

Histologie
  Wissenschaft von biologischen Geweben

homogen
  gleichartig

Hormone
  Botenstoffe des Körpers, welche bestimmte Prozesse an den Zielzellen auslösen

hydrophil
  Wasser anziehend, in Wasser löslich

hydrophob
  wasserscheu, nicht in Wasser löslich

Hydrops
  »Wassersucht«, Ansammlung von Flüssigkeit im Gewebe, in Gelenken oder in Körperhöhlen

Hyperämie
  Mehrdurchblutung, verstärkte Durchblutung eines Organs oder Gewebes

Hyperglykämie
  erhöhter Blutzuckerspiegel, Überzuckerung

Hyperplasie
  Vergrößerung von Gewebe oder Organen durch eine vermehrt auftretende Zellzahl

Hyperreagibilität
  übersteigerte Reaktionsbereitschaft

Hypersensitivität
Überempfindlichkeit des Körpers gegenüber bestimmten Stoffen, Reizen oder Mikroorganismen, bspw. bei Allergien

Hyperthermie
Überwärmung des Körpers durch äußere oder innere Störgrößen, bspw. durch langen Aufenthalt in der Sonne und damit bedingten Sonnenstich

Hypertrophie
Vergrößerung eines Gewebes oder Organs durch Zellvergrößerung

Hypoglykämie
erniedrigter Blutzuckerspiegel, Unterzuckerung

Hypoplasie
angeborene Unterentwicklung von Gewebsstrukturen oder Organen

Hypothermie
Unterkühlung

Hypovolämie
Mangel an Volumen, Verminderung der Blutmenge im Körper

idiopathisch
ohne erkennbare Ursache, selbstständiger Krankheitszustand

immobil
nicht beweglich

immun
widerstandsfähig gegen Krankheitserreger

immunisieren
unempfindlich machen, bspw. gegen Bakterien durch eine Impfung

Immunsuppression
Unterdrückung der Immunreaktion

Immunsystem
Abwehrsystem des Körpers, dient als Schutz, bspw. vor Krankheitserregern, fremden Substanzen, hilft beim Heilen von Verletzungen

Implantation
Einbringung von Kunstmaterialien (Implantaten) in den menschlichen Körper, bspw. Zahnimplantate oder Herzschrittmacher

inapperent
   unauffällig, symptomlos

indifferent
   gleichgültig, nicht eindeutig zuzuordnen

Indikation
   gibt an, warum eine Behandlungsmaßnahme angemessen ist

indiziert
   angezeigt

Indolenz
   Schmerzunempfindlichkeit

Infektion
   Mikroogranismen, wie Bakterien, gelangen in den Körper und vermehren sich; Ansteckung

infektiös
   ansteckend, übertragbar

Inflammation
   Entzündung

Infusion
Verabreichung von flüssigen Lösungen in bestimmte Körperbestandteile, meistens über die Vene (intravenöse Infusion)

inhibieren
hemmen

initial
beginnend, anfänglich

initiieren
in die Wege leiten

Injektion
Einbringen einer Substanz in den Körper mithilfe einer Spritze

inkompatibel
nicht zusammenpassend, nicht kombinierbar

Inkontinenz
ungewollter Abgang von Urin oder Stuhl

Inkubationszeit
Zeit zwischen der Ansteckung und dem Ausbruch einer Infektionskrankheit mit Auftreten erster Beschwerden

inoperabel
ein chirurgischer Eingriff kann nicht durchgeführt werden

Instillation
Verabreichung von flüssigen Substanzen in den Körper

insuffizient
ungenügend, unzureichend

Insuffizienz
eingeschränkte Funktionsfähigkeit eines Organs

Interaktion
Wechselwirkung

interkritisch
zwischen zwei Krankheitsschüben

intermittierend
wiederkehrend (bezogen auf einen Krankheitsverlauf und meint bspw. »mit Unterbrechungen auftretende« Symptome)

Interstitium
Zwischenraum zwischen Organen, Geweben

interzellulär
zwischen den Zellen

Intoleranz
Unverträglichkeit

Intoxikation
Vergiftung

intrinsisch
von innen stammend

Inzidenz
Häufigkeit von Neuerkrankungen

irreversibel
nicht rückgängig zu machen, nicht umkehrbar

ischämisch
mangelhaft oder nicht durchblutet

juvenil
jugendlich

Kachexie
Gewichtsverlust mit allgemeiner Schwäche und Untergewicht aufgrund einer schwerwiegenden Erkrankung (bspw. Krebserkrankung)

Kanüle
Hohlnadel, Injektionsnadel

kanzerogen
Krebs erzeugend

kanzerös
krebsartig

Kapillare
feinste Verzweigung von Gefäßen

Kardinalsymptom
Leitsymptom, ein Symptom, das bei einer Erkrankung besonders auffällig und ausgeprägt ist, wegweisendes Symptom bei einer Diagnosestellung

Karenz
bewusster Verzicht auf bestimmte Nahrungs- und Genussmittel

Karies
Zahnfäule, Zahnkaries ist eine Erkrankung der Zähne mit Zerstörung der Zahnhartsubstanz

Karotis
große Halsschlagader

karzinogen
Krebs erzeugend

Karzinogenese
Tumorentwicklung

Karzinom
bösartige Neubildung von Zellen, Karzinome machen etwa 80 Prozent aller bösartigen Tumore aus

Kasuistik
Beschreibung einer einzelnen, individuellen Krankengeschichte

Katheter
Schläuche oder Röhrchen, welche zu diagnostischen oder therapeutischen Zwecken in Hohlorgane oder Körperhöhlen eingebracht werden

Katheterisierung
Legen eines Katheters

kausal
ursächlich

Klinik
1. Krankenhaus, 2. klinisches Bild, Beschwerdebild des Patienten

Knochenmarkdepression
Schädigung des Knochenmarks mit verminderter Blutzellenbildung

Koagulation
Gerinnung von Blut

kognitiv
das Denken betreffend

kohärent
zusammenhängend

Kollaps
Zusammenbruch

Koma
schwerster Grad einer Bewusstseinsstörung bzw. Bewusstlosigkeit

Kompensation
Ausgleich einer verminderten Leistungsfähigkeit durch Aktivierung anderer Körperareale

konnatal
angeboren

konservativ
Behandlung ohne Operation; das Gegenteil ist operativ

Konsil
Konsultation/Miteinbeziehung/Rücksprache eines Arztes aus einer anderen Fachdisziplin

Konstitution
Beschaffenheit des Körpers

konstriktiv
zusammenziehend, verengend

kontagiös
ansteckend

Kontamination
Verunreinigung eines Gegenstandes/Objektes mit potenziell infektiösem Material

kontaminiert
infiziert, verseucht

Kontraktion
Zusammenziehen, Anspannen, bspw. von Muskeln

Kontraindikation
Faktor, der gegen eine diagnostische und therapeutische Maßnahme spricht, bspw. Vorerkrankungen, Alter, Medikamenteneinnahme

Kontraktur
Verkürzung eins Gewebes wie Muskel oder Sehne

Koprostase
Verstopfung

kumulativ
sich anhäufend

kurativ
Maßnahmen, die auf die Heilung von Krankheiten ausgerichtet sind

Läsion
Verletzung, Schädigung

latent
verdeckt, im Verborgenen

Latenzphase
siehe »Inkubationszeit«

Letalität
Verhältnis der Todesfälle bei einer Erkrankung zur Anzahl der erkrankten Personen, Wahrscheinlichkeit, an einer bestimmten Erkrankung zu versterben

Leukoplakie
Verdickung der Schleimhaut

Lipid
fettähnliche Substanz

lokal
auf einen Ort beschränkt

Lymphadenopathie
krankhafte Schwellung von Lymphknoten, meist im Rahmen von Entzündungen oder Krebserkrankungen

Lymphdrainage
Vorgang zum Lösen von gestauter Flüssigkeit im Gewebe

Lymphe
wässrige Körperflüssigkeit, die in den Lymphgefäßen fließt, mit der Aufgabe des Transports von Abfallstoffen und der Entwässerung des Gewebes

Lymphknoten
Filterstationen für die Lymphe, die an der Aktivierung des Immunsystems beteiligt sind

maligne
bösartig

Manifestation
Sichtbarwerden einer zuvor nicht wahrnehmbaren Erkrankung

Metabolismus
Stoffwechsel

Metastasen
Tochtergeschwülste, die von einem Tumor ausgehen und durch die verschleppten Tumorzellen entstehen

Mikroaneurysma
kleine Aufweitungen der Blutgefäße, die vor allem durch hohen Blutdruck entstehen können

Mikroangiopathie
Schädigung der kleinen Blutgefäße

Miktion
Blasenentleerung, Wasserlassen

Morbidität
gibt an, wie viele Personen einer bestimmten Gruppe in einem bestimmten Zeitraum eine Erkrankung erleiden

Morbus
Krankheit

Mukolyse
Lösung durch Verflüssigung des Schleims

multifaktoriell
von vielen Faktoren beeinflusst

multipel
vielfältig

myeloisch
das Knochenmark betreffend

Mykose
Pilzinfektion

Nausea
Übelkeit

Nekrose
Untergang von Zellen und Gewebe

nekrotisch
abgestorben

Nodulus
knötchenförmige Gewebsverdickung

nosokomial
auf das Krankenhaus bezogen, im Krankenhaus erworben (zum Beispiel eine Infektion)

Noxe
Schadstoff

Obduktion
Eröffnung einer menschlichen Leiche zur Feststellung der Todesursache

obligat
verpflichtend

Obstipation
Verstopfung

Obstruktion
Verschluss, Verengung

Ödem
Wassereinlagerung in Gewebe, wodurch eine Schwellung hervorgerufen wird

okkult
nicht sichtbar

operativ
durch eine Operation

oral
den Mund betreffend

organisch
   auf ein Organ bezogen

Orthostase
   aufrechte Körperhaltung

palliativ
   therapeutische Maßnahmen zur Linderung von Beschwerden, nicht zur Heilung einer Erkrankung (kurativ)

Pandemie
   länderübergreifende Verbreitung einer Infektionskrankheit

Parasiten
   Lebewesen, welche sich von anderen Lebewesen ernähren und diese zu Fortpflanzungszwecken befallen

Parästhesie
   unangenehme Körperempfindung (bspw. Kribbeln)

Parenchym
   organspezifisches Gewebe

parenteral
  Gabe von Nahrung durch die Infusion in den Blutkreislauf

Parese
  Lähmung

paroxysmal
  anfallartig

partiell
  teilweise

passager
  nur vorübergehend auftretend

pathogen
  eine Krankheit verursachend

Pathogenese
  beschreibt die Entstehung einer Erkrankung

pathologisch
  krankhaft

Grundlagen

Perforation
Durchbohrung des Gewebes, das eine Körperhöhle umhüllt

Perfusion
Durchfluss von Flüssigkeit

Peristaltik
Bewegungsmuster von Hohlorganen wie Magen oder Darm

Perkussion
Beklopfen von Körperoberflächen im Rahmen einer körperlichen Untersuchung

persistierend
fortbestehend

Phlebitis
Venenentzündung

Phobie
krankhafte Angst

physiologisch
den normalen Lebensvorgängen entsprechend

physisch
zum Körper gehörig, körperlich

Plaque
fleckförmige Struktur oder Veränderung

Plasma
flüssiger Anteil des Blutes

Polydipsie
gesteigertes Durstgefühl

Polyp
gutartige Schleimhautgeschwulst

Polyurie
krankhafte Erhöhung der Urinmenge und -ausscheidung

postinfektiös
nach einer Infektion

postoperativ
nach einer Operation

Präkanzerose
Gewebeveränderung als Vorstufe einer Krebserkrankung

präoperativ
vor einer Operation

Prävention
Vorbeugung

Proband
Versuchsperson

Prognose
Vorhersage des wahrscheinlichen Verlaufs einer Erkrankung

Progredienz
Fortschreiten oder Verschlechterung einer Erkrankung

progressiv
zunehmend

Prolaps
Vorfall

Proliferation
schnelles Wachstum oder Vermehrung eines Gewebes

Prophylaxe
Vorbeugung

Pruritus
Juckreiz

psychisch
die Psyche betreffend

Punktion
Einstechen in einen Hohlraum des Körpers

purulent
eitrig

Pyrexie
Fieber

Reanimation
Wiederbelebung bei Kreislaufstillstand

Reflux
Rückfluss von Körperflüssigkeiten gegen die normale Strömungsrichtung

regressiv
zurückbildend

Rekonvaleszenz
Genesung

Remission
Abschwächung der Beschwerden

Resektion
Entfernung eines Organs oder Gewebeabschnitts

Residuum
Rest, Rückstand

resistent
unempfindlich

Resorption
Stoffaufnahme durch Zellen und Gewebe

retrospektiv
zurückschauend, rückblickend

Rezeptor
Bereich einer Zelle oder Nervenfaser, welcher Reize aufnehmen und in weitere Erregungen mit spezifischen Einflüssen umwandeln kann

Rezidiv
Rückfall, Wiederauftreten einer Erkrankung nach bereits erfolgter Abheilung

Ruptur
   Zerreißung, Durchbruch

Screening
   Vorsorgeuntersuchung; auf eine bestimmte Krankheit ausgerichtete diagnostische Maßnahmen

Sedierung
   Ruhigstellung durch Verwendung von beruhigenden Medikamenten

Sekretion
   Abgabe von für den Organismus wichtigen Substanzen

Sensibilisierung
   Verstärkung der Empfindlichkeit gegen bestimmte Reize

Sepsis
   Blutvergiftung, durch Krankheitserreger im Blut ausgelöst

Septum
   Trenn- oder Scheidewand

Serum
   flüssiger Teil des Blutes nach abgeschlossener Gerinnung

Singultus
Schluckauf

solitär
einzeln

somatisch
den Körper betreffend

Somnolenz
Bewusstseinsstörung mit eingeschränkter Wachheit

stationär
Patient verbleibt über Nacht in einer Behandlungseinrichtung, meist Krankenhaus

Stenose
Verengung

steril
keimfrei

Stimulus
Reiz

subklinisch
leicht verlaufend (bspw. eine Erkrankung)

Substitution
medikamentöser Ausgleich einer fehlenden Substanz

Symptom
Krankheitszeichen, Beschwerden

Syndrom
Vorhandensein von mehreren typischen Symptomen, die eine Erkrankung kennzeichnen

Thromboembolie
Thrombose mit nachfolgend entstandener Embolie

Thrombose
Blutgerinnung innerhalb von Gefäßen mit Ausbildung von Blutgerinnseln (Thromben)

Toxikose
Vergiftung

Toxin
Giftstoff

transitorisch
siehe »passager«

Transplantat
verpflanztes Organ oder Gewebe

Trauma
Schädigung, Verletzung

Tumor
Geschwulst

Vene
Blutgefäß, das Blut zum Herzen transportiert

venös
auf Venen bezogen

Vertigo
Schwindel

Vesikel
Bläschen

Vigilanz
Wachheit eines Patienten

vital
lebend

Vulnus
Wunde

WHO
Weltgesundheitsorganisation

Zirrhose
Gewebeveränderung mit Verhärtung und narbiger Schrumpfung

Zyanose
bläuliche Verfärbung der Haut und Schleimhäute aufgrund einer Minderdurchblutung

Zyste
Hohlraum im Gewebe mit flüssigem Inhalt

Zytologie
Lehre vom Aufbau der Zellen

zytotoxisch
zellschädigend

Leider reicht es nicht, nur Vokabeln auswendig zu lernen. Wenn es früher oder später dazu kommt, dass Sie zum Arzt gehen müssen, ist eine Vorbereitung immer hilfreich, um am Ende nicht mit dem Gedanken »Ich habe nichts verstanden und weiß nicht, was als Nächstes kommt« nach Hause zu gehen. Seien Sie also stets auf jede Situation vorbereitet!

Basics, bevor es zum Arzt geht

Bevor es überhaupt mit der Arzt-Patienten-Beziehung losgeht, sollten Sie wissen, dass der Arzt und auch Sie als Patient bestimmte Rechte und Pflichten haben. Wenn Sie erst einmal wissen, welche Patientenrechte es überhaupt gibt, werden Sie im Gespräch selbstbewusster, können gezielte Fragen stellen und Zweifel aus dem Weg schaffen. So können Arzt und Patient auf einer Augenhöhe miteinander sprechen.

RECHTE EINES PATIENTEN

Das Patientenrechtegesetz besteht seit 2013 und ist die Grundlage einer optimalen Patientenversorgung. In diesem Kapitel wollen wir uns die wichtigsten Aspekte vergegenwärtigen.

Im Alltag passiert es täglich, wenn Sie morgens Brötchen beim Bäcker kaufen, ins Kino gehen, das Auto an der Tankstelle tanken oder im Restaurant etwas zu essen bestellen – jedes Mal schließen Sie, in der Regel unbewusst, Verträge ab.

Sobald Sie einen Arzt aufsuchen und eine medizinische Behandlung erfolgt, tritt automatisch der **Behandlungsvertrag** in Kraft. Dieser Vertrag muss und wird meistens nicht schriftlich festgelegt und unterschrieben, er wird vorher auch nicht mündlich vereinbart.

Der Behandlungsvertrag regelt die Rechte und Pflichten von Arzt und Patient:

Die Aufklärungspflicht

Der Arzt ist dazu verpflichtet, Sie verständlich und umfassend über Ihre Diagnose sowie Behandlung zu informieren und aufzuklären. Ein Anspruch auf einen Behandlungserfolg besteht damit jedoch nicht. Der Behandelnde muss Ihnen mitteilen, welche Diagnose Sie haben, welche Untersuchungen erforderlich sind, Behandlungen sowie ihre Risiken und Ziele erläutern, die Nachsorge sowie die voraussichtliche gesundheitliche Entwicklung benennen.

Damit der Arzt seiner Informationspflicht nachgehen kann, muss er ein **Aufklärungsgespräch** mit Ihnen führen, wobei folgende Punkte zu beachten sind:

- 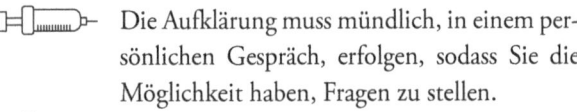 Die Aufklärung muss mündlich, in einem persönlichen Gespräch, erfolgen, sodass Sie die Möglichkeit haben, Fragen zu stellen.
- Eine zusätzliche schriftliche Information kann hierbei miteinbezogen werden, darf aber keineswegs das persönliche Gespräch ersetzen.

- Das Gespräch muss für Sie verständlich sein. Wenn Sie etwas nicht verstanden haben, fragen Sie nach.
- Das Gespräch muss durch den Arzt, der Sie behandelt, selbst oder durch jemanden, der ebenso dazu ausgebildet ist, die Behandlung durchzuführen, geführt werden.
- Die Aufklärung muss rechtzeitig vor einer geplanten Behandlung erfolgen, sodass Sie Fragen stellen, ggf. schriftliche Unterlagen in Ruhe durchlesen können und ausreichend Bedenkzeit zur Entscheidungsfindung haben.
- Grundsätzlich haben Sie das Recht, bei Unsicherheiten eine Zweitmeinung einzuholen.
- Sie haben das Recht, alle Schriftstücke, die Sie unterzeichnen, in einer Kopie ausgehändigt zu bekommen.
- Sobald eine Behandlung Kosten nach sich zieht, die Sie mitübernehmen müssen, müssen Ihnen schriftlich die voraussichtlichen Kosten vorgelegt werden.
- Auf die Aufklärungspflicht darf verzichtet werden, wenn ein Notfall vorliegt und die Behandlung sofort erfolgen muss. Wenn sich der Patient in einem Zustand befindet, in dem er nicht ansprechbar ist, werden beispielsweise direkt Erste-Hilfe-Maßnahmen eingeleitet.

»Das ist schon meine fünfte Magenspiegelung, Sie brauchen mir nichts weiter zu erzählen. Glauben Sie mir, ich kenne das alles. Ich werde für kurze Zeit einschlafen, dann kommt ein Schlauch in meine Speiseröhre, der zwar viel Unfug anstellen kann, aber jetzt muss da reingeguckt werden, damit Sie weiter vorankommen und eine Lösung für mich finden.« – Ja, auch das ist Ihr Recht. Als Patient dürfen Sie auf ein Aufklärungsgespräch verzichten und entbinden den Arzt damit von seiner Aufklärungspflicht.

Einwilligung in die Behandlung

Durch das **Selbstbestimmungsrecht** entscheidet der Patient selbst, ob und wie er sich behandeln lässt. Am Ende ist also immer Ihre Einwilligung zu einer Behandlung entscheidend, vorausgesetzt Sie wurden zuvor verständlich, umfassend und rechtzeitig aufgeklärt.

Die Dokumentationspflicht

Der Arzt hat die Pflicht, alle Sie und Ihre Behandlung betreffenden Informationen in einer **Patientenakte** zu dokumentieren, sodass diese jederzeit abrufbar sind. Damit wird die Möglichkeit für einen reibungslosen Informationsaustausch zwischen Ihrem Arzt und Ihnen sowie ggf. weiterbehandelnden Ärzten gewährleistet. Überdies kann die Patientenakte bei Verdacht auf Behandlungsfehler als Beweismittel dienen.

Was muss in der **Patientenakte** dokumentiert werden?

- Informationen zur Krankengeschichte
- Diagnosen
- Untersuchungsergebnisse und weitere Befunde
- Therapien und ihre Wirkungen
- Eingriffe und ihre Wirkungen
- Zwischenfälle und Warnungen, die dem Patienten erteilt worden sind
- Aufklärungen und Einwilligungen
- Arztberichte

Der Arzt kann die Patientenakte elektronisch oder in Papierform führen. Hierbei muss die Voraussetzung erfüllt werden, dass alle nachträglichen Änderungen oder Ergänzungen nachvollziehbar sind und dass man trotz Änderung den ursprünglichen Inhalt abrufen kann. Zu allen getätigten Einträgen gehört immer die Angabe des Datums dazu. Wenn die Patientenakte digital geführt wird, muss eine Software verwendet werden, die vor Manipulationen von außen gut abgesichert ist. Alle patientenbezogenen Unterlagen unterliegen zudem dem Datenschutz.

Das Einsichtsrecht

Grundsätzlich dürfen Sie Ihre vollständigen **Behandlungsunterlagen jederzeit einsehen.** Der Arzt muss Ihnen auf Wunsch Unterlagen zeigen und eine Kopie aushändigen, wenn Sie eine möchten. Die Kosten dafür müssen Sie jedoch selbst tragen. Falls eine Zusammenstellung der Patientenakte für eine Zweitmeinung erfolgt und Kosten entstehen, werden diese von der Krankenkasse übernommen.

Die Patientenverfügung

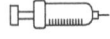 Wenn ein Patient aufgrund seines Zustandes nicht mehr in der Lage ist, für sich entscheiden zu können – sei es beispielsweise durch eine Demenzerkrankung oder nach einem Schädel-Hirn-Trauma und damit einhergehender Bewusstlosigkeit –, so kommt die **Patientenverfügung** ins Spiel. Sie können genau für solche Situationen vorsorgen, indem Sie eine Patientenverfügung schriftlich verfassen. Hier legen Sie fest, ob Sie in bestimmten Situationen medizinisch behandelt werden möchten und welchen medizinischen Maßnahmen Sie zustimmen würden, falls Sie nicht in der Lage sein sollten, dies selbst zu äußern. Somit kann sichergestellt werden, dass Ihr Patientenwille umgesetzt und Ihr Selbstbestimmungsrecht gewahrt wird. Der behandelnde Arzt ist an die Patientenverfügung gebunden, sobald die Festlegungen in der Patientenverfügung auf die aktuelle Situation zutreffen.

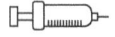 Jeder kann, keiner muss. Eine Patientenverfügung kann freiwillig verfasst werden. Sobald man sich damit auseinandersetzt, kommen Themen auf, über die man sonst gar nicht erst richtig nachdenkt und mit denen man sich auch nicht unbedingt befassen möchte. Man nimmt mit einer Patientenverfügung Dinge selbst in die Hand und übernimmt die Verantwortung für die Folgen der eigenen Festlegungen, an die sich ggf. später Ärzte halten werden und Ihre Anordnungen befolgen. Die Resultate von medizinischen Maßnahmen und möglichen Folgen davon sind in bestimmten Situationen nur schwer einschätzbar, sodass Sie mit Ihrer Entscheidung, beispielsweise auf eine Behandlung zu verzichten, auch gleichzeitig auf ein Weiterleben verzichten. Es kann auch vorkommen, dass Sie durch die Befürwortung medizinischer Maßnahmen weiterleben können, jedoch für immer auf andere Personen angewiesen und von ihnen abhängig sind.

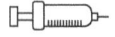 Viele solcher Aspekte müssen Sie im Vorfeld in Ruhe abwägen. Erst danach sollten Sie Ihre individuelle Entscheidung treffen, ob Sie überhaupt eine Patientenverfügung erstellen

möchten. Sollten Sie sich gegen diese Vorsorgemaßnahme entscheiden, so würde ein Betreuer oder Bevollmächtigter Ihre Behandlungswünsche feststellen müssen und für Sie entscheiden. Sollte sich dies als schwierig erweisen, wird nach dem mutmaßlichen Willen des Patienten entschieden.

BEHANDLUNGSFEHLER

Jedem passieren Fehler. Wir alle irren uns mal, denn Fehler zu machen, ist menschlich. Ärzte sind schließlich auch Menschen, welchen trotz einer hohen Verantwortung Fehler unterlaufen. Gerade aufgrund der erforderlichen Sorgfalt und Verantwortung ist der Arztberuf fehleranfällig, doch waren in der Medizin Fehler lange ein Tabuthema. Nach dem Motto »Reden ist Silber, Schweigen ist Gold« wurden Behandlungsfehler früher möglichst nicht thematisiert. Heute ist es glücklicherweise etwas anders. Durch Initiativen zum Umgang mit Fehlern und Patientensicherheit sowie Qualitätssicherungsmaßnahmen wird mit Fehlern offener umgegangen, was wiederum Vorteile für die Arbeit von Medizinern bringt. Denn Fehler sind da, um aus ihnen zu lernen, um sie nicht zu wiederholen, um aufmerksamer zu werden, und genau dafür ist ein offener Umgang umso wichtiger – Reden statt Schweigen ist hier der deutlich bessere Weg.

Wann spricht man aber überhaupt von Behandlungsfehlern? Ein Behandlungsfehler liegt dann vor, wenn der Verantwortliche medizinische Maßnahmen beim Patienten durchführt, welche nicht den allgemein anerkannten Regeln und Standards, die zum Zeitpunkt der Durchführung bestehen, entsprechen. Behandlungsfehler können in verschiedenen Bereichen der Gesundheitsversorgung vorkommen und allen Personen passieren, welche in die medizinische Versorgung des Patienten involviert sind – seien es beispielsweise Pflegekräfte, medizinisch-technische Fachangestellte, Ärzte oder Psychotherapeuten. Es kann durch eine Patientenverwechslung zu Fehlern kommen oder im Patientengespräch bei unzureichender Aufklärung, bei Untersuchungen, Operationen oder bei der Wahl und Dosierung der Medikamente.

Grundsätzlich muss ein Arzt vorgekommene Zwischenfälle und Fehler nicht angeben, wenn diese nicht zu einem Schaden geführt haben. Wenn der Zwischenfall also gelöst werden kann, ohne dass der Patient Schäden davonträgt, kann man es dabei belassen und es gar nicht thematisieren. Sollte es jedoch zu Folgeschäden kommen, so müssen Sie als Patient informiert werden.

Verdacht auf Behandlungsfehler

Haben Sie die Vermutung, dass Sie falsch behandelt worden sind, sollten Sie zunächst den Kontakt zum betroffenen Mediziner oder Krankenhaus suchen. In einem offenen

Gespräch ist der Arzt verpflichtet, Sie genau zu informieren. Dabei sollten Sie Ihre Vermutung genau benennen und Fragen stellen. Durch so ein Gespräch können Unklarheiten vielleicht bereits aus dem Weg geschafft werden, ohne dass weitere Schritte notwendig sind. Der Arzt ist verpflichtet, Ihnen alles auf Nachfrage mitzuteilen und Sie auch über eigene Fehlleistungen in Kenntnis zu setzen. Um mögliche Fehler nachvollziehen zu können, dürfen Sie sich zudem jederzeit und uneingeschränkt all Ihre dokumentierten Behandlungsunterlagen und Protokolle aushändigen lassen. Diese können hilfreich sein, um alle Geschehnisse unter die Lupe zu nehmen und zu überprüfen.

Wie kann man einen Schadenersatz geltend machen?

Dafür gibt es drei Voraussetzungen, die Sie beweisen müssen:

- dass ein Behandlungsfehler vorliegt,
- dass eine Verletzung Ihrer Gesundheit besteht,
- dass der Behandlungsfehler mit dem gesundheitlichen Schaden im Zusammenhang steht.

Wer hilft?

Liegt ein Behandlungsfehler mit behandlungsbedürftigen Folgen und Schäden vor, so entstehen durch die Nachwirkungen meist auch Kosten. Bei Verdacht auf Behandlungsfehler und zur Durchsetzung von Schadenersatzansprüchen hilft Ihnen unter anderem Ihre Krankenkasse. Diese ist ein wichtiger Ansprechpartner und Rechtsberater in solchen Belangen und holt bei Bedarf ein Sachverständigengutachten ein. Außerdem gibt es weitere Beratungsstellen wie die Unabhängige Patientenberatung Deutschland oder Verbraucherzentralen, die telefonisch oder persönlich Hilfe anbieten. Sollte sich der Verdacht weiter erhärten, sollte ggf. ein Rechtsanwalt eingeschaltet werden.

MEIST BEGINNT ALLES AMBULANT

Allgemeinmediziner, Hausarzt, Internist – Doctor who?

»Du siehst krank aus, geh doch mal zum Arzt!« Sie haben gesundheitliche Beschwerden, körperliche oder auch seelische, und wissen nicht, wo Sie hingehen sollen? Bei welchem Arzt soll man als Erstes anklopfen?

Der **erste Ansprechpartner** bei jeglichen Gesundheitsfragen ist der **Hausarzt**. Er ist der Arzt für alle Fälle mit einem breiten medizinischen Wissen. Er ist zudem der Lotse, der die Zusammenarbeit mit den Fachärzten organisiert und koordiniert. Ein Hausarzt ist meist ein Facharzt für Allgemeinmedizin, jedoch kann sich auch ein Facharzt für Innere Medizin hausärztlich niederlassen. Schlussendlich sollte man sich eine hausärztliche Praxis suchen, die wohnortnah gelegen ist und wo ein Arzt ist, dem Sie vertrauen – dabei ist es egal, ob es ein Allgemeinmediziner oder Internist ist.

Was sollte man vor dem Termin beachten?

Einen wichtigen Teil Ihrer Hausaufgaben haben Sie schon erledigt: Sie halten dieses Buch in Ihren Händen und wissen über Ihre Rechte als Patient gut Bescheid. Damit ist es aber nicht getan.

Wussten Sie, dass die Dauer der Sprechstunde pro Patient durchschnittlich 7,6 Minuten beträgt? Das ist wirklich nicht viel. Trotzdem liegt Deutschland damit im internationalen Vergleich im Mittelfeld. Um diese knappe Zeit optimal zu nutzen, ist es von großem Vorteil, wenn Sie genau wissen, was Sie in der Sprechstunde erwartet, auf welche Fragen Sie Rede und Antwort stehen sollten und wie Sie sich darauf am besten vorbereiten.

Sie sollten informiert sein …

… über die Diagnosen

Sehr häufig habe ich mit Patienten gesprochen, welche auf Nachfrage ihre Vorerkrankungen nicht benennen konnten. »Meine Schilddrüse funktioniert nicht richtig, aber genauer weiß ich das nicht, ich nehme dafür Medikamente.« Wirklich wichtig für Sie ist, dass Sie Ihre Diagnosen benennen können und diese verstehen. Sie sollten wissen, welche Erkrankung Sie haben, wie die genaue Fachbezeichnung ist und was die Diagnose bedeutet.

... über die Medikamente

Weiter geht es mit den Medikamenten, die Sie einnehmen. »Ich weiß nicht mehr, wie die heißen. Das sind diese kleinen weißen gegen hohen Blutdruck, davon dann eine halbe jeden Tag.« Wissen Sie, wie viele kleine weiße Tabletten es gibt? Glauben Sie mir – zu viele, um aus dieser Information herauszufiltern, welchen Blutdrucksenker Sie tatsächlich nehmen.

Also auch hier gilt: informiert sein. Medikamentenbezeichnungen kann man sich häufig überhaupt nicht gut merken (auch Ärzte können die Wirkstoffe häufig nicht benennen), deswegen sollten Sie immer eine schriftliche Medikamentenliste bei sich führen – am besten im Handy notiert oder auf einem kleinen Blatt Papier, das Sie in Ihrem Portemonnaie immer mit dabeihaben.

... über Ihre Allergien

Seine Unverträglichkeiten zu kennen, ist ebenfalls ein Muss. Haben Sie einen Allergiepass, nehmen Sie diesen immer mit.

... über den Impfstatus

Gleiches gilt für erfolgte Impfungen: Wogegen sind Sie geimpft und wann waren die Impfungen zuletzt? Hier hilft

Ihnen der Impfpass weiter, den Sie ebenso dabeihaben sollten.

... über Erkrankungen in der Familie

Auf die Frage »Gibt es Vorerkrankungen in der Familie?« gerät etwa die Hälfte der Patienten in Deutschland ins Stocken und kann keine Antworten geben. Dabei kann die Kenntnis darüber wichtig für die eigene Gesundheit sein, da es Erkrankungen gibt, die familiär gehäuft vorkommen können. Bestehen bei Ihnen familiäre Veranlagungen für eine bestimmte Erkrankung, bedeutet dies nicht gleichzeitig, dass Sie zwangsläufig auch daran erkranken werden, aber das Risiko kann für Sie erhöht sein.

Wenn der Arzt über die **familiären Dispositionen** (Veranlagungen) Bescheid weiß, kann er dementsprechend individuelle Risiken für bestimmte Erkrankungen besser einschätzen und gezieltere Entscheidungen hinsichtlich der Vorsorge (**Prävention**) und Diagnosestellung fällen. Keine Sorge, Sie müssen nicht die Erkrankungen Ihres kompletten Stammbaumes vor Augen haben, wichtig sind die Vorerkrankungen bei Verwandten ersten Grades, also vor allem der Eltern und Geschwister.

In den Arztbericht schreibt der Arzt dann häufig **positive Familienanamnese (Abkürzung: FA)** für bspw. Brustkrebs.

→ *Tipp:* Es kommt auf Ihre Angaben an, da der Arzt auf Ihre Auskunft angewiesen ist. Hilfreich kann hier das **Anlegen einer Patientenmappe** sein, in der Sie all Ihre Erkrankungen, aktuelle Medikamente, Vorbefunde und Arztberichte, Allergien, medizinische Ausweise und Pässe einpflegen. Diese sollten Sie stets aktuell halten und chronologisch sortieren. So behalten Sie selbst den Überblick und auch für den Arzt wird es deutlich einfacher, sich ein Bild zu machen.

Sie sollten vorbereitet sein

Bevor man zum Arztgespräch geht, sollte man sich überlegen, warum man dorthin geht und was man für Erwartungen an den Termin hat. Wenn Sie wissen, was Sie am Ende des Gespräches erreicht haben wollen, ist es einfacher, sich darauf vorzubereiten und die richtigen Fragen zu stellen. Haben Sie die Fragen zusammen, sortieren Sie diese nach Priorität und notieren Sie alles.

Welche Fragen sollte man dem Arzt stellen?

Weil das Gespräch und die Untersuchung meist schneller vorüber sind, als man denkt, ist es hilfreich, sich vorher Fragen zu notieren, um vom Arzt die Antworten zu bekommen.

Fragen zur Diagnose
- Wie heißt meine Erkrankung? Gibt es dafür weitere Bezeichnungen?
- Sind weitere Untersuchungen nötig?
- Was ist die Ursache der Erkrankung?
- Ist die Erkrankung ansteckend oder vererbbar?

Fragen zum Verlauf der Erkrankung
- Was kann ich selbst tun, um meine Beschwerden zu lindern?
- Was passiert, wenn man zunächst keine Behandlung in die Wege leitet?
- Wie ist die Prognose des Krankheitsverlaufes, wenn man die Erkrankung behandelt?
- Was kann ich selbst tun, damit die Beschwerden nicht erneut auftreten?

Fragen zu Untersuchungen
- Wie wird die Untersuchung bezeichnet und was wird damit überprüft?
- Wie ist der Ablauf und wie die Dauer der Untersuchung?
- Hat die Untersuchung Nebenwirkungen oder Risiken?
- Mit welchen Konsequenzen ist zu rechnen, wenn ich die Untersuchung nicht durchführen lasse?
- Gibt es andere Untersuchungsmöglichkeiten? Welche Nutzen und Risiken haben diese?
- Wann und auf welchem Weg wird mir das Ergebnis der Untersuchung mitgeteilt?

Basics, bevor es zum Arzt geht

Fragen zur Therapie
- Wie kann man die Erkrankung behandeln?
- Was sind die jeweiligen Vor- und Nachteile der vorgeschlagenen Behandlung?
- Gibt es Alternativen? Welche Nutzen und Risiken haben diese?
- Wie lange dauert die Behandlung und was muss ich dabei beachten?
- Gibt es Nebenwirkungen? Wann würde man die Therapie abbrechen?

Checkliste – Was sollte man bei einem Arztbesuch immer dabeihaben?

- Versichertenkarte, Überweisungsschein, Einweisungsschein
- Impfausweis, alle Ihre Gesundheitspässe
- Medikamentenplan mit genauen Dosierungsangaben
- aktuelle Diagnoseliste
- Befunde und Arztberichte aus vorherigen Untersuchungen und Arztbesuchen
- Ihren Notizzettel mit all Ihren Fragen
- Sie können Angehörige oder Freunde zu Ihren Terminen mitnehmen, sodass Missverständnissen vorgebeugt werden kann. Zudem können Ihre Vertrauten Sie bei Entscheidungen rund um Ihre Gesundheit unterstützen und mit Rat zur Seite stehen.

Die Sprechstunde

Jetzt sind Sie bereits gut vorbereitet. Bevor es losgeht, sollten Sie aber noch wissen, wie sich der grundlegende Ablauf meistens darstellt.

WAS ERWARTET MICH?

Die Sprechstunde beginnt: Nach dem Aufrufen gelangt man aus dem Wartezimmer in das Arzt- oder Untersuchungszimmer. Die Begrüßung durch den Arzt erfolgt meist ohne Händedruck, was allerdings keinesfalls ein Ausdruck von Unhöflichkeit ist. Es dient dem Vermeiden der Übertragung von Infektionserregern von Patient zu Arzt und von Arzt zu Patient.

Wenn Sie Fragen mitgebracht haben, sagen Sie dies dem Arzt direkt zu Beginn des Gespräches, damit dies im Verlauf mitaufgegriffen werden kann und Sie bei wenig Zeit trotzdem zum Zuge kommen können.

Das Gespräch beginnt mit der Befragung des Patienten durch den Arzt – dies nennt man **Anamnese**. Hierbei erfährt der Arzt alles über die bestehenden Beschwerden **(Symptome)**, welche **akut**, also relativ plötzlich aufgetreten, oder **chronisch**, also längere Zeit andauernd, sein können. Dabei schreibt der Arzt meist direkt mit und schaut während des Gespräches auf den Computerbildschirm, statt Augenkontakt mit dem Patienten zu halten.

Wichtig zu wissen: Dies soll kein Zeichen von Desinteresse sein – schließlich ist die **Dokumentation** das A und O in der ärztlichen Tätigkeit, wie wir aus dem Abschnitt über Rechte und Pflichten gelernt haben. Weil die Anamnese der erste Kontakt zwischen Arzt und Patient ist, ist dies das Fundament der Arzt-Patienten-Beziehung.

Warum immer nur so kurz und knapp?

»Was führt Sie zu mir?« – Diese erste, offen gestellte Frage lässt dem Patienten viel Spielraum zum Berichten.

Und so fallen die Antworten gelegentlich aus:

»Vorgestern habe ich Nudeln gegessen, ich weiß nicht, da waren vielleicht auch Nüsse mit dabei – die vertrage ich eigentlich nicht so gut. Dann hat mich meine Schwiegertochter besucht und hatte Kuchen mitgebracht, das war Pfirsichkuchen, der war lecker. Meine Schwiegertochter kann wirklich richtig gut backen! Ich habe gestern noch den Kuchen gegessen. Heute ist mir plötzlich übel geworden. Ich weiß nicht, ob das mit dem Kuchen zusammenhängt ...«

Gehen wir in diesem Beispiel davon aus, dass der Arzt den Patienten ausreden lässt. Denn häufig werden solche Erzählungen schneller unterbrochen, als man denkt, und das kann den Arzt ziemlich unsympathisch machen, schließlich möchte man dem Arzt von allem berichten, was mit dem Umstand zusammenhängt. Ja, auch scheinbar Unwichtiges kann wichtig sein. Dennoch muss man sich bei der Fülle an Informationen erst einmal durch den Dschungel kämpfen. Welche Informationen braucht der Arzt wirklich davon?

Das Wichtigste ist zu erfahren, was jetzt gerade das Problem ist, welche Beschwerden zurzeit vorliegen, wie lange sie bestehen und ob diese in der Vergangenheit bereits schon mal aufgetreten sind. Fangen Sie also im ersten Satz direkt mit den aktuell bestehenden Beschwerden an und sagen Sie, warum Sie sich ärztlich vorstellen.

Das Formulieren der bestehenden Beschwerden und Anliegen kann einem häufig schwerfallen, da man nicht einschätzen kann, welche Informationen der Arzt braucht, um sich ein ausreichend gutes Bild zu machen. Aber keine Sorge! Hier steht im Vordergrund: Weniger ist zunächst mehr! Versuchen Sie, Ihr Anliegen ganz genau und präzise zu formulieren. Der Arzt wird nachfragen, sobald er mehr Informationen braucht.

Was werde ich in der Anamnese gefragt?

Grundsätzlich möchte der Arzt zunächst das **Leitsymptom** erfahren, den expliziten Vorstellungsgrund. Begleitend dazu stellt er Fragen unter anderem zur Lokalisation,

Verlauf und Art des Auftretens sowie zum Bestehen zusätzlicher Beschwerden. Danach wird die **Vorgeschichte** erfasst. Hier geht es darum zu erfahren, ob bereits andere Erkrankungen oder Allergien bestehen, Medikamente eingenommen werden, Operationen früher durchgeführt worden sind oder wie der Impfstatus aussieht. Zudem werden noch **vegetative Funktionen** erfragt. **Vegetativ** bedeutet »unbewusst wirkend«. Hierunter fällt beispielsweise der Appetit, das Durstgefühl, der Gewichtsverlauf, der Stuhlgang mit Erfragung bestehender **Diarrhöen** (Durchfall) oder **Obstipationen** (Stuhlverstopfung), die **Miktion** (Harnlassen), die Atmung, wobei nach Husten oder **Dyspnoe** (Kurzatmigkeit bis hin zu Atemnot) gefragt wird. Auch möchte der Arzt alles zum Konsum von Genussmitteln wissen und führt eine **Suchtanamnese** durch, wobei er feststellen möchte, ob beim Patienten ein übermäßiger Gebrauch von Genussmitteln (Alkohol-, Drogen- oder Nikotinabusus) besteht. Es folgen weitere Fragen zum Beruf, zu Erkrankungen in der Familie, zur körperlichen Aktivität oder zu zuletzt absolvierten Auslandsaufenthalten.

Der Ablauf unterscheidet sich abhängig von der Situation. Bei Notfällen erfolgt häufig nur eine kurze Anamnese, um den weiteren Ablauf nicht zu verzögern und keine Zeit zu verlieren. Wenn der Arzt Sie gut kennt und viele Informationen bereits in der Dokumentation vorliegen, wird er ggf. einige Fragen auslassen.

Die Sprechstunde

Nach dem Gespräch kommen **diagnostische** Maßnahmen zum Einsatz. Es geht in den **klinischen** Teil, hierunter versteht man Untersuchungsergebnisse, die ein Arzt erzielt, ohne technische Hilfsmittel zu benutzen. Er untersucht einen körperlich, wodurch eine erste Zuordnung der Beschwerden möglich wird. Manchmal ist damit bereits eine Diagnosestellung möglich, ohne dass man weitere Untersuchungen durchführen muss.

In der **körperlichen Untersuchung** kommen mehrere Methoden zum Einsatz:

- Die **Inspektion,** dient dem Betrachten bspw. der Haut oder Erkennen von Körperfehlstellungen,
- **Perkussion,** des Abklopfen von Lunge und Leber,
- **Auskultation,** des Abhören mittels **Stethoskop** von Herz, Lunge und Darm,
- **Palpation,** des Abtasten bspw. der Bauchregion, und
- die **Funktionsüberprüfung,** bspw. von Gelenken.

Die Reihenfolge kann abweichen und nicht jede Methode kommt immer zum Einsatz, da sie abhängig von den vorliegenden Beschwerden durchgeführt wird.

Hat man nun Anamnese und Untersuchung hinter sich, hat der Arzt schon eine führende Diagnoseidee im Kopf (**Verdachtsdiagnose**) und **initiiert** (= leitet in die Wege) nun ggf. weitere Untersuchungsformen, die der Diagnosestellung dienen. Dabei denkt er auch **differenzialdiagnostisch**, was bedeutet, dass er auch andere mögliche Diagnosen, die infrage kommen, bedenkt.

Je nach Zeit und Möglichkeit wird einem der weitere Verlauf erklärt. Im Redefluss des Arztes fallen schnell Begriffe, welche häufiger in der Medizin verwendet, einem aber nie genauer erklärt werden. Und hier kommt der wichtigste Punkt: Fragen Sie nach! Immer. Es geht um Sie und Ihren Gesundheitszustand.

→ *Tipp:* Setzen Sie sich mit den Diagnosen und Behandlungsschritten auseinander und nehmen Sie sich die Zeit dafür, die Sie brauchen. Dabei sollten Sie primär mit dem Arzt darüber sprechen, statt im Nachhinein das Internet zu fragen. Eine **Zweitmeinung** ist im Übrigen erlaubt und das Internet kann auch hilfreich sein, sollte aber nicht der alleinige Faktor im Hinblick auf eine Entscheidungsfindung hinsichtlich des Gesundheitszustandes und der Therapieschritte sein.

Beispiele aus der Sprechstunde

Auch ohne Fachwörter manchmal ein Rätsel

Häufig sagt der Arzt Dinge, die nicht so verstanden werden, wie sie gemeint sind. Dabei müssen keine Fachwörter fallen – hier geht es um den Inhalt des Gesagten, welcher vom Patienten manchmal anders gedeutet wird.

> **Arzt sagt:** Wir sollten abwarten und eine Verlaufskontrolle in sechs Monaten machen.

> **Patient denkt:** Das sind mal wieder Sparmaßnahmen.

> **Arzt meint:** Zum jetzigen Zeitpunkt wäre eine Untersuchung überflüssig und nicht wegweisend.

Rhinitis acuta – oder einfach Schnupfen

> **Arzt sagt:** Wir sollten dem genauer nachgehen, ich stelle Ihnen eine Überweisung zum Radiologen aus.

> **Patient denkt:** Jetzt wird etwas Schlimmes gefunden.

> **Arzt meint:** Zur Sicherheit sollte man die Diagnostik vervollständigen, um nichts zu übersehen.

> **Arzt sagt:** Haben Sie zuletzt vermehrt Stress gehabt?

> **Patient denkt:** Der denkt, da ist nichts, und will es auf den Stress schieben.

> **Arzt meint:** Die beschriebenen Beschwerden können durch Überlastung, wie sie bei Stress entsteht, hervorgerufen worden sein.

Beispiele aus der Sprechstunde

Arzt sagt: Das kann psychisch bedingt sein.

Patient denkt: Danke, dass man mich hier ernst nimmt ...

Arzt meint: Psychische Ausnahmesituationen und Belastungen können körperliche Symptome hervorrufen.

Arzt sagt: Sie sind ein Risikopatient.

Patient denkt: Na super, ich werde wohl früher sterben!

Arzt meint: Die erhöhten Blutwerte sollten kontrolliert werden.

Arzt sagt: Sie haben einen Tumor.

Patient denkt: Es ist vorbei, ich habe Krebs!

Arzt meint: Sie haben eine Geschwulst, ob diese gut- oder bösartig ist, ist damit noch nicht gesagt.

Arzt sagt: Grundsätzlich wird empfohlen, so einen Eingriff in Ihrem Fall durchzuführen.

Patient versteht: Alles klar, OP oder nichts – ich muss es machen lassen.

Arzt meint: Man kann es überwachen und im Verlauf schauen, ob Beschwerden eintreten, die keine andere Wahl als eine OP lassen. Momentan haben wir jedoch die Wahl und können bspw. medikamentös weiterhin behandeln.

Arzneimittel und ihre Beipackzettel

»Ich habe die Packungsbeilage gelesen und die Tabletten, die Sie mir verschrieben haben, nicht eingenommen – bei so vielen Nebenwirkungen hatte ich Angst!«

Zu jedem Medikament gibt es eine Packungsbeilage, welche oft schwer verständlich geschrieben ist, einen beim Lesen verunsichern und Zweifel aufkommen lassen kann. Dabei soll der Beipackzettel als Patienteninformation dienen und dem Anwender alle nötigen Gebrauchsinformationen über das Arzneimittel liefern, damit eine sichere und wirksame Anwendung erfolgt. Ein Beipackzettel hat einen gesetzlich vorgeschriebenen Aufbau und vor allem beim Lesen der ersten vier Punkte finden sich viele wichtige Informationen:

1. Was ist das Arzneimittel und wofür wird es angewendet?

Hier wird der Nutzen und die Wirkungsweise des Arzneimittels erklärt sowie die Anwendungsgebiete und damit die Erkrankungen und Beschwerden, bei welchen das Arzneimittel nachweislich hilft, aufgezählt.

2. Was sollten Sie vor der Anwendung beachten?

Unter dem Absatz findet man alles zu Gegenanzeigen, Vorsichtsmaßnahmen, Warnhinweisen und Wechselwirkungen des Arzneimittels.

Gegenanzeigen/Kontraindikationen: Umstände, bei welchen das Medikament nicht angewendet werden darf.

Wechselwirkungen/Interaktionen: Die Wirkung von Medikamenten kann durch Lebensmittel und Getränke sowie andere Medikamente beeinflusst werden, wobei es zu einer verstärkten oder abgeschwächten Wirkung des Arzneimittels kommen kann. Umso wichtiger ist es, deswegen den Arzt über alle Medikamente, welche eingenommen werden, zu informieren, bevor ein neues Präparat angewendet wird.

3. Wie ist das Arzneimittel anzuwenden?

Alles rund um die Dosierung, die Art und Dauer der Anwendung findet sich unter diesem Punkt. Die Dosierung verrät die Menge des einzunehmenden Arzneimittels. Auch der Zeitpunkt sowie die Art der Anwendung ist wichtig, damit man die gewünschte Wirkung erzielt.

4. Welche Nebenwirkungen sind möglich?

Dieser Absatz bereitet den meisten Kopfzerbrechen. Nebenwirkungen sind unerwünschte Effekte, welche auftreten können, wenn Medikamente eingenommen werden. Lesen Sie diesen Abschnitt genau durch, damit unerwünschte Reaktionen auf das angewandte Arzneimittel nicht unentdeckt bleiben, und suchen Sie Ihren Arzt auf, wenn gesundheitliche Veränderungen oder Beschwerden unter der Anwendung des Medikaments auftreten sollten.

NAMENSZUSÄTZE

Durch einige Medikamentenbezeichnungen lassen sich bereits Eigenschaften des Medikaments erkennen:

- *Mono*:
  Das Arzneimittel enthält nur einen Wirkstoff.
- *Comp* oder *Plus*:
  Das Medikament stellt sich aus mehreren Wirkstoffen zusammen.
- *Forte*:
  Der Wirkstoffgehalt ist höher.
- *Mite*:
  Der Wirkstoffgehalt ist geringer.
- *Akut*:
  Wirkt schnell.
- *Retard/Depot*:
  Wirkt verzögert.

Apparative Diagnostik

Neben dem Gespräch sowie der körperlichen Untersuchung gibt es eine Reihe von Untersuchungsmethoden, bei welchen aufwendigere Hilfsmittel benötigt werden. Diese Untersuchungsformen werden unter dem Begriff der **apparativen Diagnostik** zusammengefasst. Dazu zählen neben der Blutuntersuchung beispielsweise auch bildgebende Verfahren wie eine Spiegelung oder eine Ultraschalluntersuchung.

DIE VITALPARAMETER

Zu den Routineuntersuchungen im medizinischen Alltag gehört die Überprüfung der Vitalzeichen. Diese Untersuchungen werden oftmals nicht durch den Arzt, sondern durch das Pflegepersonal durchgeführt. Insbesondere wenn man im Krankenhaus auf Station ist, werden die Vitalzeichen sehr regelmäßig kontrolliert.

Der Blutdruck

»110 zu 70«, sagt der Kollege vom Pflegepersonal, während er das Stethoskop aus den Ohren zieht und Ihnen die Blutdruckmanschette abnimmt, die Ihren Arm gerade umschlungen und abgedrückt hat, sodass das Kribbeln in der Hand noch unangenehm nachhallt. Mehr erfährt man nicht – nur zwei Zahlen mit einem »zu« dazwischen. Die ganze Prozedur der Blutdruckmessung verdanken wir Herrn Riva-Rocci, weswegen noch heute die Abkürzung RR für »Blutdruck« besteht.

Was bedeuten die Werte?
Der Blutdruck setzt sich immer aus zwei Zahlen zusammen, dem systolischen und dem diastolischen Wert. Der erste Messwert ist der systolische und bezeichnet den Druck, mit dem das Herz das Blut in die Arterien drückt, wobei es sich hierbei um die Auswurfphase handelt und der Druck am höchsten ist. Der diastolische Wert ist der zweite und wird gemessen, während sich das Herz entspannt. Der zweite Wert steht demnach für die Entspannungsphase des Herzens.

Die Maßeinheit ist mmHg, was für »Millimeter Quecksilbersäule« steht. Optimal sind Werte um 120 mmHg systolisch und 80 mmHg diastolisch.

Ab einem Wert von 140/90 mmHg spricht man von einem erhöhten Blutdruck, bei Werten unter 100/60 mmHg ist es ein erniedrigter Blutdruck.

Die Blutdruckwerte unterliegen immer natürlichen Schwankungen, welche sich kurzzeitig durch besondere Ereignisse, durch Belastung oder Aufregung verändern können.

Apparative Diagnostik

Von einem Weißkitteleffekt spricht man, wenn der Blutdruck beim Besuch des Arztes aufgrund der Nervosität oder Stresssituation ansteigt. So eine Weißkittelhypertonie wird nur beim Arzt festgestellt, sobald man zu Hause ist und kein Arztkontakt besteht, werden normale Blutdruckwerte gemessen. Um das zu objektivieren, gibt es die Möglichkeit der 24-Stunden-Blutdruckmessung, welche Aufschluss über den Blutdruckverlauf während eines ganzen Tages und nachts gibt. So umgeht man den Arztkontakt und es werden dennoch Blutdruckwerte registriert und später ausgewertet.

Herzfrequenz

Die Herzfrequenz gibt die Anzahl der Herzaktionen pro Minute an. Abhängig von der Menge der Herzschläge unterscheidet man:

- die **Normofrequenz:** normale Herzfrequenz von 60 bis 100 pro Minute beim Erwachsenen.
- die **Bradykardie:** Abfall der Herzfrequenz unter 60 pro Minute beim Erwachsenen. Hierbei kann die Herzfrequenz je nach Trainingsstand der Person variieren. Trainierte Ausdauersportler haben häufig eine geringe Ruhefrequenz mit Werten von 40 bis

50 pro Minute, welche keinen Krankheitswert haben.
- die **Tachykardie:** erhöhte Herzfrequenz mit Werten über 100 pro Minute beim Erwachsenen. Bei Bewegung und Anstrengung steigt die Herzfrequenz an und kann Werte bis über 200 pro Minute bei hoher Belastung erreichen, ohne einen Krankheitswert zu haben.

Körpertemperatur

Damit Stoffwechselprozesse im Körper richtig ablaufen können, braucht der Mensch eine bestimmte Temperatur. Hierbei handelt es sich um die Körperkerntemperatur, welche normalerweise zwischen 36,5 und 37,6 Grad Celsius liegen sollte. Diese Werte unterliegen täglichen Schwankungen und sind von bestimmten Faktoren abhängig – je nachdem, wo (Achselhöhle, Ohr, oral oder rektal) die Temperatur gemessen worden ist und zu welcher Tageszeit die Bestimmung erfolgt. Zudem können beispielsweise eine körperliche Aktivität, die Außentemperatur und Hormone die Werte beeinflussen.

Von Fieber spricht man, wenn die Körperkerntemperatur 38 Grad Celsius übersteigt. Dies spricht für ein entzündliches Geschehen im Körper. In solchen Fällen muss die Ursache der Infektion gesucht und behandelt werden, indem weitere Untersuchungen durchgeführt werden.

Atmung

Die Atemfrequenz ist ein wichtiger Bestandteil der Erfassung von Vitalparametern. Hierbei wird die Anzahl der Atemzüge pro Minute erfasst. Normwerte liegen beim Erwachsenen zwischen 12 und 15. Eine verminderte oder eine erhöhte Atmung erfordert ein genaueres Hinsehen, um der Atemstörung genauer auf den Grund zu gehen.

Sauerstoffsättigung

Um die Effektivität des Sauerstofftransportes im Körper zu ermitteln, wird die Sauerstoffsättigung bestimmt. Diese gibt prozentual an, wie viel Prozent des gesamten Hämoglobins im Blut mit Sauerstoff beladen ist. Das Hämoglobin nimmt über die Lunge den eingeatmeten Sauerstoff auf und transportiert ihn über die Blutbahn in das Gewebe. Die Sauerstoffsättigung kann mit einem Pulsoxymeter, einem kleinen tragbaren Gerät mit Messclip, erfasst werden, welcher an der Fingerspitze oder dem Ohrläppchen befestigt wird. Die Werte sollten nicht unterhalb von 90 Prozent liegen. Sollten diese zu niedrig sein, kann dies zum Beispiel auf eine Lungenerkrankung hindeuten.

> Eine eingeschränkte Durchblutung der Extremitäten kann beispielsweise die Messwerte mit falsch niedrigen Werten verfälschen.

DIE BLUTUNTERSUCHUNG

Fast jede Fachdisziplin braucht sie: die Blutuntersuchung. Mittels der Bestandteile des Blutes kann bereits vieles zur Funktion von Abläufen im Körper und der einzelnen Körperbestandteile erfasst werden.

Kommt Ihnen dieser Moment bekannt vor?

Sie sind zur Blutuntersuchung gegangen und die Ergebnisse liegen nun endlich vor. Der Arzt sitzt mit den ausgedruckten Befunden Ihnen gegenüber und sagt: »Es ist alles in Ordnung!« oder: »Nächstes Mal trinken Sie ein Gläschen weniger.«

Sie gehen mit schlechtem Gewissen nach Hause und schauen auf den Befund mit den Blutergebnissen. Auf dem Papier sieht man dann Abkürzungen, Zahlen, welche dick oder rot markiert sind, und ggf. Pfeile dahinter, die entweder nach unten oder nach oben zeigen. Und was heißt das jetzt?

Der Arzt hat Ihnen das nicht erklärt? Da wird zu Hause schnell mal eben Dr. Google für die Zweitmeinung miteinbezogen. Man hat plötzlich also eine Anämie, welche ggf. mit einer Krebserkrankung einhergehen kann … Nein, stopp! Bevor man sich da zu sehr hineinsteigert, sollte man wissen, dass es einen Grund gibt, warum der Arzt einige erhöhte oder erniedrigte Werte nicht weiter thematisiert hat.

Apparative Diagnostik

Jetzt heißt es tief durchatmen, denn manchmal bedeuten veränderte Werte nichts und haben keine Konsequenz. Dennoch möchte man wissen, was in Ordnung ist und welche Bestandteile des Körpers und ihre Funktion überhaupt unter die Lupe genommen worden sind. In diesem Kapitel befassen wir uns mit den am häufigsten in einer Blutuntersuchung bestimmten Blutwerten. Sie erfahren, was die einzelnen Parameter bedeuten und auf welche Erkrankungen diese hindeuten können (aber nicht müssen!).

Die Blutuntersuchung ist ein wichtiger Aspekt in der Diagnosefindung. Mittels der Blutwerte kann man zudem ggf. Erkrankungen ausschließen oder ihren Verlauf und den Erfolg einer eingeleiteten Therapie kontrollieren. Blutwerte nennt man auch **Laborwerte**, weil sie in einem Fachlabor bestimmt werden. Der **Laborbefund** zeigt die Ergebnisse einer Blutuntersuchung auf.

Ob die Werte als normal gelten, zu niedrig oder zu hoch liegen, ist nicht in jedem Labor gleich definiert. Entscheidend für die Beurteilung des gemessenen Wertes ist immer der **Referenzbereich** des jeweiligen Labors, in dem das Blut untersucht wird. Dieser Bereich wird zuvor mittels der Bestimmung von Werten bei gesunden Personen ermittelt, um natürliche Schwankungen zu erfassen.

Da sich die Normbereiche von Labor zu Labor unterscheiden können, werden diese hier gar nicht erst aufgeführt, um Verwirrungen aus dem Weg zu gehen.

Wo finde ich den Referenzbereich?

Der Referenzbereich ist gewöhnlich tabellarisch **dem Laborbefund** mit den Ergebnissen zu entnehmen, sodass man auf einen Blick sieht, ob der eigene Wert in der Norm liegt oder sich außerhalb – entweder erhöht oder erniedrigt – präsentiert.

Was außerdem wichtig ist:
Nicht nur die Blutwerte selbst sind wichtig: Die **Präanalytik** zählt zur Blutuntersuchung dazu. Hierbei erfasst man alles rund um die Blutentnahme und den Weg der Blutprobe zum Labor, weil verschiedene Aspekte Blutwerte verändern können, ohne dass eine bestimmte Erkrankung vorliegen muss:

- Alter und Geschlecht
- körperliche Aktivität, Stress vor der Blutentnahme
- Medikamente
- zeitlicher Abstand der letzten Mahlzeit vor der Blutentnahme
- Wo wurde das Blut abgenommen – aus einer Vene oder einer Arterie?
- Wurde vor der Blutentnahme lange vorher mit dem Stauchschlauch gestaut?
- Bei welcher Temperatur wurde die Blutprobe vor der Untersuchung gehalten, wie wurde sie in das Labor transportiert?

All dies sind Aspekte, die bei einer Blutuntersuchung erfasst werden müssen, damit mögliche Fehlerquellen erkannt werden und die Interpretation richtig erfolgt.

Was ist Blut eigentlich und welche Aufgaben hat es?

Der Hauptjob des Blutes ist, Nährstoffe und Sauerstoff im Körper zu transportieren und so Organe und Gewebe im Körper zu versorgen. Auch das Entsorgen von Abfallprodukten und von sauerstoffarmem Blut erfolgt dank des Blutes. Zudem ist noch die Abwehrfunktion zu erwähnen, welche der Bekämpfung von Krankheitserregern dient, sowie die Blutgerinnung.

Das Blut ist viel in Bewegung, dafür sorgt das Herz, der Motor, der das Blut durch die Blutgefäße (**Adern**) fließen lässt. Arterien, Venen, Kapillaren – wo wird das Blut abgenommen?

Blutgefäße teilen sich in Arterien, Venen und Kapillaren auf. Die **Arterien** führen sauerstoffreiches Blut vom Herzen weg, die **Venen** bringen sauerstoffarmes Blut zum Herzen zurück. Es gibt Stellen, an welchen Arterien und Venen zusammenkommen: So entsteht der Blutkreislauf. Die Verbindung zwischen Arterien und Venen stellen die **Kapillaren** her. Das sind sehr feine und kleine Gefäße, welche den Austausch von Nährstoffen und Sauerstoff zwischen Gewebe und Gefäßen gewährleisten.

Die Blutentnahme

Gewöhnlich wird Blut aus der **Vene** abgenommen, meist aus der Ellenbeuge. Wenn sich dort keine gute Vene anbietet, kann es sein, dass am Unterarm oder an der Hand Blut abgenommen wird. Im Prinzip kann jedoch aus jeder oberflächlich als auch tief gelegenen Vene Blut gewonnen werden. Das Blut gelangt bei der Entnahme in entsprechende Kunststoffröhrchen und wird dann an das Labor verschickt.

Eine Blutentnahme aus den **Kapillaren** wird an der Fingerkuppe oder an den Ohrläppchen durchgeführt und dient der Ermittlung des Blutzuckers oder des Hämoglobins.

Aus den **Arterien** wird Blut dann abgenommen, wenn man den Sauerstoffgehalt ermitteln möchte. Dies kann vor allem beim Lungenfacharzt oder im Krankenhaus der Fall sein. Hierbei wird das Blut am häufigsten am Handgelenk abgenommen, wo der Puls der Arterie (Pulsadern) gut tastbar ist. Falls sich dies erschwert darstellt, wird das Blut aus der Leiste abgenommen.

Wichtig: Alle Werte können zufällig erhöht oder erniedrigt gemessen werden, ohne dass etwas Ernstes dahinterstecken muss. Vor allem wenn es ansonsten keine weiteren Anzeichen gibt, ist es durchaus möglich, dass ein Messfehler passiert ist oder in der Momentaufnahme Irregulierbarkeiten festgehalten worden sind, welche überhaupt keinen Krankheitswert (ohne klinisches Korrelat) haben. Im folgenden Abschnitt werden die am häufigsten bestimmten Blutwerte erklärt.

Blutwerte

KLEINES BLUTBILD

Das **Blutbild** ist nicht das Abbild aller Blutwerte. Fälschlicherweise denken viele, dass das Blutbild der Oberbegriff der Blutuntersuchung ist und sich in das kleine und große Blutbild unterteilt. Die Unterteilung gibt es, allerdings werden im Blutbild einzelne Blutzellen (feste Bestandteile) untersucht. Zu etwa 45 Prozent besteht das Blut aus festem Material, der Rest ist Flüssigkeit und wird als **Blutplasma** bezeichnet, zu welchem im Allgemeinen

- die **Erythrozyten** = rote Blutkörperchen,
- die **Leukozyten** = weiße Blutkörperchen,
- die **Thrombozyten** = Blutplättchen

zählen. Zudem werden noch **Hämoglobin, Hämatokrit, MCV, MCH und MCHC** im kleinen Blutbild bestimmt.

Erythrozyten

Die roten Blutkörperchen stellen den größten Anteil der Zellen im Blut dar und werden im Knochenmark gebildet. Die wichtigste Aufgabe ist der Atemgastransport.

Erhöht bei: Stress, Flüssigkeitsmangel (bspw. bei Durchfall), chronischen Herz- oder Lungenerkrankungen, Leberzirrhose, langem Aufenthalt im Hochgebirge, unkontrollierter Bildung von roten Blutzellen im Knochenmark, Rauchen.

Erniedrigt bei: Blutarmut (Anämie) durch Eisen-, Kupfer-, Eiweiß-, Vitamin-B12- oder Folsäuremangel, Mangelernährung, Blutverlusten (bspw. durch Magen- oder Dünndarmblutungen), gestörter Bildung im Knochenmark, Knochenmarkerkrankungen, Chemotherapie, hämolytischer Anämie = Zerstörung oder verfrühter Abbau von Erythrozyten, Medikamenten, Infektionen, ionisierenden Strahlen, Nierenerkrankungen.

Hämoglobin (Hb)

Ein Hauptbestandteil der Erythrozyten ist das **Hämoglobin** – der rote Blutfarbstoff, welcher Sauerstoff transportiert und der vor allem zur Diagnose einer Blutarmut (**Anämie**) herangezogen wird.

Erhöht bei: zusätzlich zu den Ursachen bei erhöhter Erythrozytenzahl: Medikamenteneinnahme zur Behandlung einer Epilepsie oder diabetischen Nervenschädigungen sowie Entwässerungstabletten.

Erniedrigt bei: zusätzlich zu den Ursachen bei verminderter Erythrozytenzahl: Medikamenteneinnahme (bspw. ASS, Methydopa).

Hämatokrit (Hk, HkT, HCT)

Als weiteren Wert gibt es noch den **Hämatokrit**, der den prozentualen Anteil der Erythrozyten am Gesamtblutvolumen darstellt. Er dient vor allem zur Kontrolle der Blutzusammensetzung, Verlaufskontrolle der Blutarmut, bei Flüssigkeitsverschiebungen im Körper oder bei Vermehrung der roten Blutkörperchen.

Erhöht bei: Flüssigkeitsverlust/Austrocknung des Körpers, Rauchen.
Erniedrigt bei: Blutarmut (Anämie), Überwässerung (Wassereinlagerungen im Gewebe), Blutverlust, Schwangerschaft.

Erythrozyten-Indizes

Die Blutarmut unterscheidet verschiedene Formen. Um diesen genauer auf die Spur zu kommen, gibt es sogenannte »Erythrozyten-Indizes«, welche für die Form und Größe der roten Blutkörperchen stehen. Folgende Kenngrößen werden unterschieden:

- MCH – Mean Corpuscular Hemoglobin: mittlerer **Hämoglobingehalt** eines einzelnen Erythyrozyten.
- MCHC – Mean Corpuscular Haemoglobin Concentration: mittlere **Hämoglobinkonzentration** im Erythrozyten.

- MCV – Mean Corpuscular Volume: mittlere **Größe/Zellvolumen** eines einzelnen Erythrozyten.
- RDW (Red Blood Cell Distribution Width) oder einfach: EVB (Erythrozytenverteilungsbreite): gibt an, ob die Blutkörperchen eine gleichmäßige Form und Größe haben.
- Retikulozyten sind junge rote Blutkörperchen, welche aufzeigen, ob die **Bildung der Erythrozyten** im Knochenmark erwartungsgemäß funktioniert, und dienen zur Verlaufskontrolle der Anämie und ihrer Behandlung.

Thrombozyten

Die Blutplättchen werden im Knochenmark gebildet und in der Milz abgebaut. Ihre Hauptaufgabe ist die Blutgerinnung, zudem kommen sie bei Schädigungen von Gewebe zum Einsatz, um diese nach Entzündungen oder Verletzungen zu reparieren.

Erhöht bei: Infektionskrankheiten, chronischen Infektionen, Knochenmarkerkrankungen, nach Blutverlusten oder Operationen, vorübergehend nach Entfernung der Milz, bei fortgeschrittenen Krebserkrankungen, unter Cortisontherapie.

Erniedrigt bei: Autoimmunerkrankungen, Chemo- und Strahlentherapie, Milzvergrößerungen, unter Medikamenteneinnahme (Schmerzmittel, Antibiotika), bei Alkoholkonsum, Leukämie, Vergiftungen.

Leukozyten

Die weißen Blutkörperchen sind eine wichtige Säule unseres Immunsystems. Sie haben eine Abwehrfunktion und wehren fremde Stoffe und Krankheitserreger ab. Sie sind Hauptbestandteil des Immunsystems und können aus dem Blut direkt ins Gewebe gehen, sodass sich nur ein geringer Teil tatsächlich im Blut aufhält. Sie befinden sich in Lymphknoten und im Knochenmark und können bei Infektionen schnell freigesetzt werden.

Erhöht bei: bakteriellen Infektionen, starken körperlichen Belastungen, rheumatischen Erkrankungen, Schockzustand mit akutem Blutverlust, Leukämie, chronischen Entzündungen, Rauchen.

Erniedrigt bei: viralen Infektionen wie Masern, Mumps, Röteln, Influenza, Autoimmunerkrankungen, Malaria, Immunschwäche, Strahlen- und Chemotherapie, Medikamenteneinnahme (Medikamente gegen Schmerzen, Medikamente zur Hemmung der Schilddrüsenfunktion, Antibiotika).

GROSSES BLUTBILD (KLEINES BLUTBILD + DIFFERENZIALBLUTBILD)

Wird das große Blutbild abgenommen, so wird die Untersuchung des kleinen Blutbildes um ein Differentialblutbild ergänzt. Hierbei werden die Leukozyten genauer unter die Lupe genommen und nach ihren Unterformen bestimmt und differenziert. Die weißen Blutkörperchen unterteilen sich in **Granulozyten** (eosinophile, neutrophile und basophile), **Monozyten** und **Lymphozyten.** Die Bestimmung dieser ist erforderlich, da sie genauen Aufschluss geben, was die Ursache abweichender Werte sein könnte.

DIE BLUTGERINNUNG (BLUTSTILLUNG ODER HÄMOSTASE)

Wenn es bei Verletzungen zu langen Blutungen kommt, welche eingeschränkt zu stillen sind, muss mithilfe einer Blutuntersuchung eine mögliche Störung der Blutgerinnung überprüft werden. Blutgerinnung ist ein Prozess im Körper, der blutende Wunden durch Bildung von Blutgerinnseln **(Thromben)** verschließt, um die Wunde abzudichten. Die Schritte der Blutgerinnung sind sehr komplex, Hauptakteure sind hierbei neben den Blutplättchen (Thrombozyten) und dem Fibrinogen die Gerinnungsfaktoren.

Wichtig ist die Bestimmung zur Kontrolle, wenn eine gerinnungshemmende medikamentöse Behandlung erfolgt. Zudem muss vor invasiven Behandlungen oder Operationen die Blutgerinnung überprüft werden, um eine erhöhte Blutungsneigung zu erkennen.

> Abweichungen der Werte sind meist nicht sofort besorgniserregend – je nach Beschwerden und Werten werden ggf. weitere Tests durchgeführt, um der Sache auf den Grund zu gehen.

Quick (Prothrombinzeit, Thromboplastinzeit)

Bedeutung: zeigt die Funktion bestimmter Gerinnungsfaktoren auf.
Erhöht bei: bakteriellen Infektionen, starken körperlichen Belastungen, rheumatischen Erkrankungen, Schockzustand mit akutem Blutverlust, Leukämie, chronischen Entzündungen, Rauchen.
Erniedrigt bei: viralen Infektionen wie Masern, Mumps, Röteln, Influenza, Autoimmunerkrankungen, Malaria, Immunschwäche, Strahlen- und Chemotherapie, Medikamenteneinnahme (Medikamente gegen Schmerzen, Medikamente zur Hemmung der Schilddrüsenfunktion, Antibiotika).

INR

Bedeutung: Da sich der Quickwert von Labor zu Labor sehr stark unterscheidet, wurde die Bestimmung des INR-Wertes (International Normalized Ratio) eingeführt, welcher überall miteinander verglichen werden kann.

Erhöht bei: Mangel an Blutgerinnungsfaktoren, Vitamin-K-Mangel, Lebererkrankungen, Hämophilie, gerinnungshemmenden Medikamenten.

Erniedrigt bei: unter Therapie mit Beruhigungsmitteln oder Penicillin.

Aktivierte partielle Thromboplastinzeit (PTT, aPTT)

Bedeutung: zeigt die Funktion bestimmter Gerinnungsfaktoren auf.

Erhöht bei: angeborenem Mangel an Gerinnungsfaktoren, gerinnungshemmenden Medikamenten wie das Heparin, Autoimmunkrankheiten.

Erniedrigt bei: Schwangerschaft, nach Operationen, unter Einnahme von Kontrazeptiva.

Fibrinogen

Bedeutung: Eiweiß, das die Thrombozyten stabilisiert, welche sich am Ort einer Gefäßverletzung zusammenlagern.

Erhöht bei: Entzündungen, Nierenschädigungen, Tumoren, Rheuma, Bluthochdruck.
Erniedrigt bei: Leberschäden, Thrombosen, starken Blutungen, Kreislaufschock, Malaria.

D-Dimere

Bedeutung: Spaltprodukte von Fibrin, welche bei Auflösung eines Blutgerinnsels entstehen – liefern Hinweise darauf, ob sich im Körper Blutgerinnsel gebildet haben.
Erhöht bei: Beinvenenthrombose, Lungenembolie, übermäßiger Blutgerinnung, bösartigen Tumoren, Leukämien, schwerer Leberzirrhose.
Erniedrigt bei: keine Bedeutung, wenn sie niedrig oder normal sind, dann ist das Vorliegen einer Thrombose im Körper ausgeschlossen.

DIE ENTZÜNDUNGSWERTE

Entzündungswerte sind verschiedene Parameter, die bei Infektionen im Körper ansteigen. Die wichtigsten sind das **CRP** (C-reaktives Protein), die **Leukozyten** (weiße Blutkörperchen) und die **BSG** (Blutsenkungsgeschwindigkeit).

All diese Werte weisen bei Erhöhung allgemein auf einen Infekt hin, verraten jedoch nicht, wo sich dieser genau befindet und was die Ursache ist (durch Bakterien, Viren usw. hervorgerufen). Wichtig ist zudem, dass man die Werte nicht einzeln betrachtet, da man von einem Einzelwert nicht sofort auf eine Entzündung schließen kann – es zählt das Gesamtbild.

CRP (C-reaktives Protein)

Bedeutung: einer der wichtigsten Entzündungswerte, da er schnell ansteigt. Er reagiert auch schnell auf entzündliche Veränderungen im Körper.
Erhöht bei: Entzündungen im Körper, vor allem die, die durch Bakterien hervorgerufen werden (bei Virusinfektionen steigt der Wert kaum an), rheumatischen Erkrankungen, Tumorerkrankungen.
Erniedrigt bei: ohne Krankheitswert.

BSG (Blutsenkungsgeschwindigkeit)

Bedeutung: Marker für Entzündungsprozesse im Körper.
Erhöht bei: akuten und chronischen Entzündungen, Rheuma-, Autoimmun- und Tumorerkrankungen.
Erniedrigt bei: Allergien, Vermehrung der roten Blutkörperchen, chronischen Leberstörungen.

ELEKTROLYTE

Sowohl im Ruhezustand als auch bei körperlicher Belastung sind Elektrolyte lebenswichtige Mineralstoffe. Zudem sind Elektrolyte in der Lage, Strom zu leiten. Damit dienen sie der Aufrechterhaltung des Flüssigkeitshaushaltes, sind für den Ablauf von Stoffwechselprozessen zuständig und beteiligen sich an der elektrischen Aktivität von Nerven und Muskeln.

Natrium (Na)

Bedeutung: Mineralstoff für den Wasserhaushalt, Nervenimpulse, Muskelaktivität.
Erhöht bei: unzureichender Flüssigkeitsaufnahme/starkem Flüssigkeitsverlust, Diabetes insipidus, erhöhtem Blutzuckerspiegel, Fieber, Erkrankungen der Nebennieren.
Erniedrigt bei: Syndrom der inadäquaten ADH-Sekretion, Morbus Addison, Leberzirrhose, Erbrechen, Durchfall, medikamentös bedingt.

Kalium (K)

Bedeutung: Erbrechen, Durchfall, Einnahme von Entwässerungstabletten, Mangelernährung, dauerhafte Einnahme von Abführmitteln, Leberzirrhose, Hyperkortisolismus, Hyperaldosteronismus.
Erhöht bei: Erkrankungen der Nieren und Nebennierenrinde, übermäßiger Kaliumzufuhr, Diabetes mellitus, Addison-Krankheit, bei vermehrter Zellzerstörung zum Beispiel bei Operationen, medikamentös bedingt. Messfehler durch lange Gefäßstauung bei der Blutentnahme.

Erniedrigt bei: Erbrechen, Durchfall, Einnahme von Entwässerungstabletten, Mangelernährung, dauerhafter Einnahme von Abführmitteln, Leberzirrhose, Hyperkortisolismus, Hyperaldosteronismus.

Calcium (Ca)

Bedeutung: 99 Prozent des Mineralstoffes kommen in den Knochen und Zähnen vor, unterstützen bei der Arbeit der Muskeln, der Blutgerinnung, dem Herzrhythmus und wichtigen Stoffwechselvorgängen.
Erhöht bei: Überdosierung mit Vitamin A oder D, Hyperparathyreoidismus (gesteigerte Bildung von Parathormon), Schilddrüsenüberfunktion, malignen Neoplasien, medikamentös bedingt durch bspw. Lithium-Einnahme.
Erniedrigt bei: Blutdruckmedikamenten, Vitamin-D-Mangel, kalziumarmer Ernährung, Hypoparathyreoidismus (Unterfunktion der Nebenschilddrüse), chronischem Nierenversagen, Leberzirrhose, Bauchspeicheldrüsenentzündung.

Chlorid (Cl)

Bedeutung: Bildung von Magensäure, zuständig für den Wasserhaushalt.
Erhöht bei: Durchfall, schweren Nierenschäden, Übersäuerung des Blutes, hormonellen Störungen.
Erniedrigt bei: starkem Erbrechen, Einnahme von Entwässerungstabletten.

Magnesium (Mg)

Bedeutung: an vielen Stoffwechselprozessen beteiligt, reguliert u.a. die Kommunikation zwischen Nerven und Muskeln und wirkt muskelentspannend.
Erhöht bei: Zerfall von roten Blutkörperchen (Hämolyse), bei einer Nierenschwäche.
Erniedrigt bei: Durchfall und Erbrechen, Bauchspeicheldrüsenentzündungen, Diabetes mellitus, Darmerkrankungen, Medikamenten wie Abführmittel oder wasseraustreibende Medikamente, Alkoholmissbrauch, Stress.

Phosphat (P)

Bedeutung: Bestandteil von Knochen und Zähnen, Energiestoffwechsel.
Erhöht bei: chronischem Nierenversagen, Unterfunktion der Nebenschilddrüse, Knochentumoren, Diabetes mellitus.
Erniedrigt bei: Verdauungsstörungen, Vitamin-D-Mangel, Überfunktion der Nebenschilddrüse, Nierenerkrankungen, Vitamin-D-Mangel, Mangelernährung, Entwässerungsmedikamenten.

SPURENELEMENTE

Selbst in kleinsten Mengen sind sie wichtig – die Spurenelemente. Sie werden so bezeichnet, da sie nur »in Spuren«

benötigt werden. Dennoch sind es wichtige Bestandteile, die Abläufe im Körper regulieren. Eines der wichtigsten Spurenelemente ist das Eisen, weitere Spurenelemente sind unter anderem: Zink, Kupfer, Jod, Selen.

Eisen (Fe)

Bedeutung: wird zur Bildung von Blutkörperchen benötigt, ist Bestandteil des Hämoglobins, wichtig für den Sauersofftransport und das Immunsystem.
Erhöht bei: chronischen Lebererkrankungen, Überdosierung mit Eisen.
Erniedrigt bei: Blutarmut (Anämie), geringen Eisenmengen in der Nahrung, mangelhafter Verwertung des aufgenommenen Eisens, bei gesteigertem Bedarf (im Wachs-

→ *Tipp:* Für die Diagnose eines **Eisenmangels** hat die Messung des Eisens im Blut wenig Aussagekraft, da dieser Wert stündlichen Schwankungen unterliegt und sich sehr schnell und stark verändern kann, bspw. dadurch, was am Vortag der Blutentnahme gegessen worden ist. Für die Diagnose eines Eisenmangels ist also neben noch anderen Werten vor allem die Bestimmung des **Ferritinwertes** am wichtigsten, da dieser Wert den Eisenvorrat des Körpers widerspiegelt.

tumsalter, Schwangerschaft, Sportler), Blutungen (bspw. im Magen-Darm-Trakt oder bei starker Menstruation), Nierenerkrankungen, chronischen Entzündungen, Alkoholmissbrauch, Tumoren.

FETTSTOFFWECHSEL

Die Blutfette (**Lipide**) sind für uns überlebenswichtig, denn sie schützen all unsere Körperzellen vor Schäden, halten die Zellwände elastisch und sind Bestandteil von Hormonen und Verdauungsstoffen.

Wenn die Blutfette erhöht sind, merkt man es häufig zunächst gar nicht. Dabei sind erhöhte Werte für die Entstehung von Gefäßverkalkungen verantwortlich, weil sich das überschüssige Cholesterin an den Gefäßinnenwänden absetzt. Die Folge können Durchblutungsstörungen sein, die zu Organschäden, schlimmstenfalls aber auch zu einem Herzinfarkt, einem Schlaganfall oder einer Lungenembolie führen können.

Zur Beurteilung des Lipidstatus sind vor allem vier Werte bedeutsam: das (Gesamt-)Cholesterin, HDL, LDL und die Triglyzeride.

Cholesterin (gesamt)

Cholesterin und **Cholesterol** sind zwei Bezeichnungen für die gleiche Substanz. Das im Blut gemessene Cholesterin wird auch als »Gesamtcholesterin« bezeichnet, da es sich aus verschiedenen Fraktionen zusammensetzt.

Bedeutung: zum Aufbau der Körperzellen, Ausgangsstoff zur Bildung von Hormonen und Vitaminen.
Erhöht bei: erblicher Fettstoffwechselstörung, bedingt durch Ernährung (cholesterinreich), Schilddrüsenunterfunktion, Gallenstau.
Erniedrigt bei: entzündlichen Darmerkrankungen, fettarmer Ernährung, schweren Lebererkrankungen, Krebserkrankungen des Verdauungstraktes, Schilddrüsenüberfunktion.

LDL und HDL

Das Böse und das Gute: Man unterscheidet das **LDL** (Low-Density-Lipoproteine) und das **HDL** (High-Density-Lipoproteine). Diese Verbindungen sind Transporter des Cholesterins und bringen dieses von der Leber in die verschiedenen Gewebe beziehungsweise von dort zur Leber zurück.

Bisher war die Welt des Cholesterins in Gut und Böse eingeteilt. Das LDL ist ein Transporteiweiß, das das Cholesterin zu den Körperzellen transportiert. In erhöhter Konzentration schleust es die Fette in die Blutgefäße und fördert die Ausbildung von Kalkablagerungen an den Gefäßinnenwänden, was zu Durchblutungsstörungen führen kann. Aufgrund dessen wird das LDL auch als das gefährliche von beiden eingestuft, wenn es in höheren Mengen im Blut vorliegt. So gibt es bei Erhöhungen verschiedene LDL-Zielwerte, die je nachdem, welche anderen Erkrankungen und Risikofaktoren für die Ausbildung von Herz- und Gefäßerkrankungen der Patient hat, individuell vom Arzt ermittelt und festgelegt werden.

Der Gegenspieler ist das HDL, ein Transporteiweiß, das unter anderem in Gefäßwänden abgelagertes Cholesterin aufnehmen und zur Leber transportieren kann. Dabei kann es auch das abgelagerte Cholesterin in den Gefäßinnenwänden abtransportieren, sodass es als Schutzfaktor gegen die Entwicklung von Kalkablagerungen gilt. Bisher vermutete man, dass also ein hoher HDL-Wert einen hohen LDL-Wert als Gegenspieler in seiner Wirkung wieder auflöst.

Neuere Studien zeigen, dass das Ziel eines hohen HDL-Cholesterin-Gehaltes im Blut nicht nach dem Motto: »Je mehr, desto besser!« sein sollte. Zu hohe Konzentrationen des HDL können ebenfalls das Risiko für Herz- und Gefäßerkrankungen erhöhen, weswegen man das LDL und HDL am ehesten unabhängig voneinander betrachten sollte.

Triglyzeride

Die Triglyzeride sind weitere wichtige Fette im Blut und machen den Hauptbestandteil der Körperfette aus. Sie werden vorwiegend mit der Nahrung aufgenommen. Vor allem aus diesem Grund sind sie stärkeren Schwankungen unterlegen und die Werte sind davon abhängig, was man vor der Blutentnahme gegessen und getrunken hat.

Bedeutung: werden über die Nahrung aufgenommen, dienen als Energielieferant und Baustoff für die Zellen.
Erhöht bei: Mangelernährung, Schilddrüsenüberfunktion, Verdauungsstörungen, angeboren.
Erniedrigt bei: ernährungsbedingt, angeboren, Stoffwechselerkrankungen wie bspw. ein schlecht eingestellter Diabetes mellitus, starkem Alkoholkonsum.

ZUCKERSTOFFWECHSEL

Die Glucose ist der wichtigste Energielieferant im Körper. Sie ist das Benzin der Zellen, damit diese arbeiten können. Die Glucose nehmen wir vor allem durch das Essen kohlenhydratreicher Nahrung zu uns. Ohne den Zucker könnten wir nicht denken und unsere Muskeln bewegen. Damit der Zucker im Blut in die Zellen gelangt, wird ein bestimmtes Hormon benötigt: das Insulin. Dieses wird in der Bauchspeicheldrüse gebildet. Sobald der Blutzucker nach dem Essen ansteigt, produziert die Bauchspeicheldrüse Insulin, welches den Zucker in die Zellen schleust, damit diese Energie erhalten. Dabei sinkt der Blutzucker wieder auf Normwerte ab.

Glucose

Bedeutung: »Momentaufnahme«: aktueller Blutzucker, dient der Energieversorgung des Körpers.

Erhöht bei: Kurz nach der Aufnahme kohlenhydratreicher Nahrung ist eine Erhöhung des Blutzuckerspiegels normal; längerfristige Erhöhungen treten bei Diabetes mellitus auf, bei Stressreaktionen sowie Erkrankungen bestimmter hormonproduzierender Drüsen (Hirnanhangsdrüse, Nebennieren) oder unter Cortisontherapie.
Erniedrigt bei: längerem Hungern/fasten, Überdosierung von Insulin, reaktiv nach Nahrungsaufnahme, bei insulinproduzierenden Tumoren (Insulinome).

Insulin

Bedeutung: »Schlüssel zur Zelle«: sorgt für den Transport des Blutzuckers in die Zellen und dient der Energiebereitstellung im Körper.
Erhöht bei: nach Aufnahme kohlenhydratreicher Nahrung, bei parallel bestehendem hohen Blutzuckerwert, gestörter Toleranz, nach Applizieren von Insulin von außen, bei insulinproduzierenden Tumoren (Insulinome).
Erniedrigt bei: längerem Hungern/fasten.

HbA1c

Bedeutung: »Zuckergedächtnis«: Parameter für die Darstellung der Blutzuckerwerte der letzten 8–12 Wochen.
Erhöht bei: erhöhten Blutzuckerwerten über einen längeren Zeitraum hinweg wie bspw. bei Diabetes mellitus.
Erniedrigt bei: ohne Krankheitswert.

HORMONSYSTEM

Ohne sie läuft nichts: Hormone sind Botenstoffe, welche Nachrichten an Zellen vermitteln und damit Abläufe im Organismus regulieren. Fast alle Prozesse im Körper werden durch Hormone beeinflusst. Hormone sind unter anderem zuständig für unsere Vitalparameter wie Blutdruck und Temperatur, für den Stoffwechsel, unser Gefühlsleben, unseren Schlaf sowie die Verdauung, die Sexualität und Immunabwehr.

Wo kommen Hormone überhaupt her? Sie werden in Drüsen produziert, wie zum Beispiel der Bauchspeicheldrüse oder der Schilddrüse, und durch den Hypothalamus sowie die Hypophyse (Hirnanhangsdrüse) gesteuert. Diese sind im Gehirn lokalisiert und dienen als wichtige Schaltzentralen, um den Hormonstatus zu überblicken, ihn zu regulieren und auf Informationen bezüglich der Hormonsituation im Körper zu reagieren.

Schilddrüsenwerte

Die sich am Hals befindliche kleine, schmetterlingsförmige Drüse ist eine lebenswichtige Hormonfabrik. Die Schilddrüsenhormone spielen bei allen Stoffwechselvorgängen im Körper eine bedeutende Rolle. Die Schilddrüse produziert zwei wichtige Hormone: das T3 (Trijodthyronin) und T4 (Thyroxin). Zur Produktion benötigt die Schilddrüse Jod. Im Blut sind T3 und T4 an Eiweiße gebunden. Die nicht gebundenen Hormone werden »fT3«

und »fT4« genannt, wobei das f für »frei« steht. Diese Hormone in freier Form sind die eigentlich wirksamen Hormone im Körper und werden vor allem zum Überprüfen der Schilddrüsenfunktion im Blut bestimmt.

Wie viele Hormone die Schilddrüse produzieren und in die Blutbahn absetzen soll, erfährt sie von der Hirnanhangsdrüse im Kopf. Diese sendet das Hormon TSH aus, welches zur Schilddrüse gelangt und ihr die Anweisungen gibt.

TSH

Bedeutung: Hormon aus der Hirnanhangsdrüse, das die Schilddrüse zur Produktion der Schilddrüsenhormone anregt.
Erhöht bei: Schilddrüsenunterfunktion verschiedener Ursachen, ganz selten: bei TSH-produzierendem Tumor.
Erniedrigt bei: Schilddrüsenüberfunktion verschiedener Ursachen, Funktionsschwäche der Hirnanhangsdrüse.

fT3 und fT4

Bedeutung: Schilddrüsenhormone.
Erhöht bei: Schilddrüsenüberfunktion verschiedener Ursachen, entzündlichen Erkrankungen, ganz selten: TSH-produzierender Tumor.
Erniedrigt bei: Schilddrüsenunterfunktion verschiedener Ursachen, Funktionsschwäche der Hirnanhangsdrüse.

WEITERE HORMONE

FSH

Bildungsort und Bedeutung: Hirnanhangsdrüse; Fruchtbarkeit, Follikel- und Samenzellreifung.
Erhöht bei Frauen: bei Störungen der Eierstockfunktion in den Wechseljahren.
Erhöht bei Männern: Hodenfunktionsschwäche
Erniedrigt bei: Schwangerschaft, Unterfunktion der Hirnanhangsdrüse.

Progesteron

Bildungsort und Bedeutung: Eierstöcke, Follikel, Mutterkuchen.
Erhöht bei: Schwangerschaft, in den fruchtbaren Tagen, bei Ovarialtumoren (Eierstockkrebs).
Erniedrigt bei: Gelbkörperschwäche, funktionsgeschwächten Eierstöcken, zu Beginn der Wechseljahre, bei Rauchern, Magersucht.

HCG

Bildungsort und Bedeutung: Mutterkuchen; Schwangerschaftshormon.
Erhöht bei: Schwangerschaft, Tumorerkrankungen.
Erniedrigt bei: ohne Krankheitswert.

Calcitonin

Bildungsort und Bedeutung: Schilddrüse; Hormon zur Senkung des Calciumspiegels, Knochenstoffwechsel.
Erhöht bei: bösartigem Schilddrüsentumor, andere bösartige Tumorerkrankungen.
Erniedrigt bei: niedrigen Calciumwerten, auch ohne Krankheitswert.

Cortisol

Bildungsort und Bedeutung: Nebennierenrinde; Kohlenhydratstoffwechsel, Entzündungshemmung.
Erhöht bei: cortisolproduzierenden Nebennierenrindentumoren, Tumoren des Hypophysenvorderlappens, Lungentumoren mit Cortisolproduktion; erhöhte Werte können auch in der Schwangerschaft auftreten, bei Einnahme von Kontrazeptiva (der Pille), starkem Stress.
Erniedrigt bei: Funktionsschwäche der Nebennierenrinde (bspw. bei der Addison-Krankheit), Funktionsschwäche des Hypophysenvorderlappens oder des Hypothalamus, androgenitalem Syndrom, medikamentöser Langzeitbehandlung mit Cortison.

Parathormon (PTH)

Bildungsort und Bedeutung: Nebenschilddrüse; Erhöhung des Calciumspiegels.

Erhöht bei: Vitamin-D-Mangel, vermehrter Bildung von Parathormon in den Nebenschilddrüsen (primärer Hyperparathyreoidismus), meist durch gutartige Tumore, bei Calciummangel, chronischem Nierenversagen.

Erniedrigt bei: eingeschränkter Funktion der Nebenschilddrüse, erhöhtem Calciumspiegel im Blut, Überdosierung von Vitamin D, vermehrter Calciumfreisetzung durch bösartige Tumore, Schilddrüsenüberfunktion.

Prolaktin

Bildungsort und Bedeutung: Hirnanhangsdrüse; Milchfluss, Zyklus.

Erhöht bei: Schwangerschaft, Stillzeit, durch Einnahme bestimmter Medikamente (bspw. Antidepressiva), bei Tumoren der Hirnanhangsdrüse.

Erniedrigt bei: Funktionsstörung der Hirnanhangsdrüse, medikamentös bedingt, in den Wechseljahren.

Testosteron

Bildungsort und Bedeutung: Hoden, Eierstöcke, Nebennierenrinde; Fruchtbarkeit, Muskelaufbau.

Erhöht bei: Tumoren der Nebennierenrinde oder der Hirnanhangsdrüse, Doping mit Androgenen, bei Männern noch: bei Hodentumoren.

Erniedrigt bei: Erkrankungen der Hirnanhangsdrüse oder des Hypothalamus, bei Männern noch: bei Unfruchtbarkeit, Hodentumoren.

NIERENWERTE

Zwei bohnenförmige, jeweils 150 Gramm schwere Organe liegen rechts und links der Lendenwirbelsäule und bewahren uns vor Vergiftung, indem sie das Blut bereinigen: die Nieren. Sie filtern Abfallstoffe des Stoffwechsels aus dem Blut und entsorgen diese über die Bildung von Urin. Zudem regulieren sie durch Ausscheidung von Salzen und Wasser den Wasserhaushalt im Körper.

Harnstoff

Bedeutung: Funktion der Nieren, vor allem ein Parameter zur Verlaufskontrolle.
Erhöht bei: Austrocknung, akutem Nierenversagen, chronischer Nierenschwäche, Vergiftungen, blockiertem Harnabfluss in den Harnwegen.
Erniedrigt bei: schweren Lebererkankungen, angeborenen Defekten.

Kreatinin

Bedeutung: spiegelt die Filterfunktion der Nieren wider.
Erhöht bei: Austrocknung, akutem Nierenversagen, chronischer Nierenschwäche, Vergiftungen, Verletzungen der Muskulatur.
Erniedrigt bei: kein Krankheitswert.

Kreatinin-Clearance

Bedeutung: Wert, der anzeigt, wie gründlich das Blut in der Niere von Kreatinin befreit wird.
Erhöht bei: Schwangerschaft.
Erniedrigt bei: akutem Nierenversagen, chronischer Nierenschwäche, Vergiftungen.

HARNSÄURE

Bedeutung: Die Harnsäure ist ein Abbauprodukt von Zellkernen (Purinen) und wird über die Nieren ausgeschieden. Zu viel Harnsäure im Blut kann zu Harnsteinen oder Gicht führen. **Gicht** ist eine Stoffwechselstörung des Harnsäurestoffwechsels, bei der entweder zu viel Harnsäure produziert oder zu wenig über die Nieren ausgeschieden wird. Bei dadurch entstehenden hohen Harnsäurespiegeln im Blut kann es zur Bildung von sogenannten »Harnsäurekristallen« kommen, welche sich in Gelenken ablagern können und dort schubweise Entzündungen auslösen. Der Harnsäurespiegel ist unter anderem auch durch die Nahrung beinflussbar. Vor allem Fleisch, Wurst und Alkohol enthalten viele Purine. Jedoch ist die Harnsäure nicht immer bei einem Gichtanfall erhöht messbar.
Erhöht bei: Übergewicht, Fehlernährung, Alkoholkonsum, Nierenerkrankungen, Knochenmarkerkrankungen, bei Chemo- und Strahlentherapie, medikamentös bedingt,

bei genetisch bedingter Stoffwechselerkrankung, bei Schilddrüsen- und Nebenschilddrüsenüberfunktion.
Erniedrigt bei: Hungerzuständen, Leberschäden.

LEBERWERTE

Die Leber ist die Chemiefabrik des Körpers und wiegt etwa 1,5 Kilogramm. Sie liegt im rechten Oberbauch, produziert viele wichtige Körperbausteine wie Zucker, Cholesterin, Eiweiß, Gerinnungsstoffe sowie Hormone und ist ein Vorratsspeicher für Nährstoffe. Zudem produziert sie den Gallensaft, welcher in der Gallenblase gespeichert wird. Diese ist direkt an der Leber befestigt. Des Weiteren hat die Leber noch eine Entgiftungsfunktion – sie baut schädliche Stoffe aus dem Körper ab und entsorgt diese.

Bei Verdacht auf Störungen der Leber werden die Leberwerte bestimmt. Die wichtigsten Leberenzyme sind dabei GOT, GPT und GGT.

GOT (AST) und GPT (ALT)

Bedeutung: Enzyme, die hauptsächlich in der Leber vorkommen.
Erhöht bei: Leberentzündungen, Fettleber, Leberzirrhose, starkem Alkoholkonsum, Leberzellkrebs, Gallenwegserkrankungen, Erkrankungen der Bauchspeicheldrüse, Medikamenteneinnahme wie bspw. Antibiotika, nach

schwerer körperlicher Arbeit, bei Herzerkrankungen, Skelettmuskelerkrankungen.
Erniedrigt bei: kein Krankheitswert.

Gamma-GT (GGT)

Bedeutung: Enzym, das hauptsächlich in der Leber vorkommt.
Erhöht bei: Leberentzündungen, Fettleber, Leberzirrhose, starkem Alkoholkonsum, Leberzellkrebs, Gallenwegserkrankungen, Erkrankungen der Bauchspeicheldrüse, Medikamenteneinnahme wie bspw. Antibiotika, nach schwerer körperlicher Arbeit, bei Herzerkrankungen, Skelettmuskelerkrankungen.
Erniedrigt bei: kein Krankheitswert.

Alkalische Phosphatase (AP)

Bedeutung: Gruppe von Enzymen, die hauptsächlich in der Leber, aber auch in den Knochen, Nieren und im Darm vorkommen.
Erhöht bei: Gallengangerkrankungen, Leberentzündungen, starkem Alkoholkonsum, Knochenbrüchen, Knochenabbau, Medikamenteneinnahme (wie bspw. Antibiotika).
Erniedrigt bei: angeborenem Mangel an alkalischer Phosphatase (familiäre Hypophosphatasie).

Cholinesterase (CHE)

Bedeutung: wird in der Leber gebildet, Bestimmung zur Überprüfung der Leistungsfähigkeit der Leber.
Erhöht bei: Übergewicht, Fettleber, Schilddrüsenüberfunktion, Diabetes mellitus, Herzerkankungen.
Erniedrigt bei: Leberentzündungen, Leberzirrhose, Vergiftungen.

Bilirubin

Bedeutung: Enzym, das meist in der Leber vorkommt.
Erhöht bei: Überprüfung der Zusammenarbeit von Leber, Gallenblase und Darm.
Erniedrigt bei: kein Krankheitswert.

BAUCHSPEICHELDRÜSENWERTE

Die Bauchspeicheldrüse, auch »Pankreas« genannt, liegt zwischen Magen, Zwölffingerdarm und der Milz im Oberbauch und ist eine wichtige Verdauungsdrüse sowie Regulationszentrale für den Zuckerstoffwechsel.

Lipase

Bedeutung: wird in der Bauchspeicheldrüse zur Fettspaltung gebildet.

Erhöht bei: Bauchspeicheldrüsenentzündungen durch Virusinfektionen, Alkoholmissbrauch, Gallenwegserkrankungen oder Tumoren, Nierenschwäche, Medikamenteneinnahme wie bspw. von Opiaten.
Erniedrigt bei: kein Krankheitswert.

Alpha-Amylase

Bedeutung: ist an der Verdauung von Kohlenhydraten beteiligt.
Erhöht bei: Bauchspeicheldrüsenentzündungen durch Virusinfektionen, Alkoholmissbrauch, Gallenwegserkrankungen oder Tumoren, Nierenschwäche.
Erniedrigt bei: kein Krankheitswert.

HERZWERTE

Hat man den Verdacht auf einen Herzinfarkt, so werden zwei Maßnahmen ergriffen: Dem Patienten wird Blut abgenommen und es wird ein EKG geschrieben. Im Blut werden Werte bestimmt, die bei einem Herzinfarkt aufgrund eines Absterbens vieler Herzmuskelzellen vermehrt anfallen.

Myoglobin

Bedeutung: Eiweißstoff, der sowohl bei Hermuskel- als auch bei Skelettmuskelschädigung vermehrt auftritt.

Erhöht bei: Herzinfarkt, Verletzungen der Muskulatur, intensivem Muskeltraining.
Erniedrigt bei: kein Krankheitswert.

Kreatininkinase (CK)

Bedeutung: kommt im Herzmuskel, im Skelettmuskel und im Nervensystem vor.
Erhöht bei: nach Muskeltraining, bei Alkoholmissbrauch, Herzinfarkt, Herzmuskelentzündung, Skelettmuskelerkrankungen, Asthma bronchiale.
Erniedrigt bei: kein Krankheitswert.

Troponin T und Troponin I

Bedeutung: bei Schädigung des Herzmuskels ausgeschüttete Muskeleiweiße.
Erhöht bei: Herzinfarkt, Herzmuskelschäden, Nierenschwäche.
Erniedrigt bei: kein Krankheitswert.

proBNP

Bedeutung: Hormon, das hauptsächlich in den Herzkammern gebildet wird.
Erhöht bei: Herzschwäche, Herzinfarkt, Nierenschwäche, Leberzirrhose, Lungeneraknkungen.
Erniedrigt bei: kein Krankheitswert.

BLUTKULTUREN

Blutkulturen werden bei Infektionen zur Bestimmung von Krankheitserregern durch das Anzüchten von Bakterien oder Pilzen aus einer Blutprobe gemacht. Hierbei deutet jeder Nachweis von Bakterien oder Pilzen im Blut auf eine Blutvergiftung hin.

Andere Substanzen

Welche **Substanzen** kann man außer dem Blut noch untersuchen?

- **Urin**: zur Erkennung von Stoffwechselstörungen, Erkrankungen von Nieren, Harnwegen oder Leber, Entzündungen, Vergiftungen.
- **Speichel**: zur Erkennung von Abwehrschwächen, Hormonstatus, Entzündungen oder Vergiftungen.
- **Stuhl**: Feststellung von Erkrankungen des Verdauungstraktes mit Organstörungen, Entzündungen, liefert auch Hinweise auf Krebs.
- **Sputum**: Lungenschleim, welcher beim Abhusten gewonnen wird, zur Erkennung von Krankheitserregern bei Infektionen oder zur Feststellung einer Tuberkulose.
- **Abstrich**: Schleimhauttestung zur Untersuchung auf Krankheitserreger oder bösartige Tumorzellen.
- **Magensaft**: wird mittels Sonde, welche zum Magen durch Mund oder Nase durchgeschoben wird, gewonnen, um Magenbeschwerden oder Verdauungsproblemen nachzugehen.

- **Liquor:** Eine Nadel wird am Rücken im Bereich eines Wirbelkanals eingeführt und der Liquor wird abgenommen, Diagnose von Entzündungen oder Tumorerkrankungen im Bereich des zentralen Nervensystems.
- **Knochenmark:** Eine Nadel wird in den Knochen am Beckenkamm oder Brustbein eingeführt, um Blutzellen zu gewinnen, Erkennung von Störungen der Blutbildung durch Medikamente, Erkrankungen des Immunsystems oder bösartigen Tumoren.
- **Sperma:** zur Erkennung von Erkrankungen des Hodens oder der Prostata sowie von Fortpflanzungsstörungen.

Andere diagnostische Verfahren

Andere Verfahren sind meistens **bildgebend** und werden mithilfe von Geräten durchgeführt. Doch welche Untersuchungen gibt es, neben der Laboruntersuchung, überhaupt? Hier finden Sie alphabetisch sortiert die häufigsten Untersuchungsformen.

Abstrich
 Entnahme von Organmaterial oder Schleimhaut zur mikroskopischen oder bakteriologischen Untersuchung von Keimen und Zellen; hierbei wird meistens mit einem Wattestäbchen über den zu untersuchenden Bereich gestrichen

Angiografie
 röntgenologische Darstellung von Blutgefäßen nach Einspritzen eines Kontrastmittels

Arthroskopie
 Gelenkspiegelung

Audiogramm
grafische Darstellung des Hörvermögens

Biopsie
Entnahme einer Gewebeprobe zur Beurteilung der Zellen

Bodyplethysmografie
Funktionsüberprüfung der Lunge

Bronchoskopie
Untersuchung, Spiegelung der Bronchien

CT, Computertomografie
röntgendiagnostisches Verfahren zur Darstellung von Körperstrukturen, bei dem der Körper Schicht für Schicht durchstrahlt wird

Doppler- und Farbduplexuntersuchung
Spezielle Ultraschalluntersuchungen, mit welchen die Blutflussgeschwindigkeit in Gefäßen bestimmt sowie Gefäßverengungen und -verschlüsse oder Ablagerungen in Gefäßen erkannt werden können. Bei der Farbduplexuntersuchung (Farb-Doppler) werden unterschiedliche Fließrichtungen und Turbulenzen des Blutes durch verschiedene Farben dargestellt.

Andere diagnostische Verfahren

Echokardiografie
Ultraschalluntersuchung zur Beurteilung der Funktion und der Bewegungsabläufe des Herzens

EEG, Elektroenzephalografie
Messung und Darstellung der elektrischen Ströme, die die Funktion der Hirnnervenzellen begleiten; zur Diagnose von Epilepsie, bestimmten Stoffwechselerkrankungen, Tumoren oder Funktionsstörungen des Gehirns

EKG, Elektrokardiografie
Aufzeichnung der Herzstromkurve zur Diagnose und Verlaufskontrolle von Herzrhythmusstörungen, Herzerkrankungen oder der Durchlässigkeit der Herzkranzgefäße; in Ruhe oder bei Belastung

EMG, Elektromyografie
neurologische Untersuchung mit Messung der Aktivität eines Muskels

Endoskopie
Untersuchungsverfahren, bei dem mit einem schlauchförmigen Spiegelinstrument (Endoskop), das mit einer Lichtquelle und einem optischen System ausgestattet ist, die Organe des Magen-, Darm-, Atem- und Harntrakts und das Innere von Körperhöhlen ausgeleuchtet und betrachtet werden kann.

Endosonografie
Ultraschalluntersuchung, bei welcher der Schallkopf in den Körper meist mit einem Schlauch eingebracht wird

ERC
Endoskopisch-retrograde Cholangiografie: Nur die Gallengänge werden untersucht.

ERCP
Endoskopisch-retrograde Cholangiopankreatikografie: Kombination aus endoskopischer und Röntgenkontrastuntersuchung der Gallenwege und des Bauchspeicheldrüsengangs

Farbduplexuntersuchung
siehe »Doppleruntersuchung«, Seite 144

Fluoreszenz-Szintigrafie
Untersuchung (bspw. der Schilddrüse) mit geringerer Strahlenbelastung als bei der herkömmlichen Szintigrafie

Funduskopie
Untersuchung des Augenhintergrunds

Gastroskopie (auch: Ösophago-Gastro-Duodenoskopie)
Magenspiegelung

Gelenkpunktion
Nadelstich in den Hohlraum eines Gelenkes, um Flüssigkeit zu gewinnen und diese zu untersuchen

Hämoccult-Test
Untersuchung einer Stuhlprobe auf das Vorhandensein von Blut

Herzkatheteruntersuchung
Darstellung der Gefäße am Herzen mit Einführen eines dünnen, biegsamen Schlauches in die Gefäße, über welchen ein Kontrastmittel gespritzt wird, um die Gefäße (mit ggf. Engstellen der Verschlüsse) im Röntgen-Bildschirm sichtbar zu machen. Durchführung bei Verdacht auf verengte Herzkranzgefäße oder Verschluss der Herzkranzgefäße (Herzinfarkt). Zudem kann direkt behandelt werden, indem eine Aufdehnung verengter Gefäße (Ballondilatation/PTCA) mit Einsatz einer Gefäßstütze (Stent) in gleicher Sitzung erfolgt.

Kernspintomografie
siehe »Magnetresonanztomografie«, Seite 149

Knochenmarkpunktion
Einstich in das Knochenmark (bspw. am Beckenkamm) mit einer speziellen Kanüle, um Biopsiematerial zu erhalten; dient der Diagnostik von hämatologischen Erkrankungen

Koloskopie
Darmspiegelung

Koronarangiografie
siehe »Herzkatheteruntersuchung«, Seite 147

Laparoskopie
Untersuchung des Bauchraumes, indem ein kleiner Hautschnitt durchgeführt und ein schlauchförmiges Instrument mit Kamera durch die Bauchdecke eingeführt wird

Lumbalpunktion
Entnahme von Flüssigkeit aus dem Rückenmark (Liquorprobe) durch Einstich in den Lendenwirbelkanal

Lungenfunktionstest (LuFu)
verschiedene Testverfahren zur Untersuchung der Funktion der Lunge und der Atemwege

Mammografie
Röntgenuntersuchung der weiblichen Brust

MRT, Magnetresonanztomografie
auch »Kernspintomografie« genannt, bildgebendes Verfahren zur Darstellung des Körpers durch Radiowellen und Magnetfelder, indem Schnittbilder erzeugt werden und so sich besonders Weichteilgewebe, innere Organe und das Gehirn gut darstellen lassen

Otoskopie
Ohrenspiegelung

Perimetrie
Gesichtsfelduntersuchung

Photopletysmografie
Erfassung der Reflexion ausgesendeter Infrarotlicht-Strahlen, wird zur Diagnose der chronisch-venösen Insuffizienz verwendet

Röntgenuntersuchung
mithilfe von Röntgenstrahlen werden Bilder und Durchsichten vom Körperinneren erzeugt

Sonografie
Ultraschall, bildgebendes Verfahren zur Darstellung verschiedener Körperregionen, Strukturen und Organe mithilfe von Ultraschallwellen

Szintigrafie
nuklearmedizinisches Verfahren, bei dem radioaktive Substanzen verabreicht werden, welche sich in bestimmten Organen anreichern – dadurch lassen sich bestimmte Körpergewebe abbilden (wie bspw. die Schilddrüse)

transösophagiale Echokardiografie
Ultraschalluntersuchung des Herzens von innen, indem der Schallkopf mithilfe eines Schlauchs durch die Speiseröhre in die Nähe des Herzens gebracht wird

transthorakale Echokardiografie
Ultraschalluntersuchung des Herzens von außen durch den Brustkorb

Urinstreifentest
Untersuchung der Urinzusammensetzung mithilfe von Teststreifen aus Kunststoff, welche in die Urinprobe eingetaucht werden

Urografie
Röntgenuntersuchung der ableitenden Harnwege mit Einsatz eines Kontrastmittels

Zystoskopie
Blasenspiegelung

In der Kürze liegt die Würze

Zu jeder Untersuchung gehört ein **schriftlicher Befund** dazu. Wenn man bspw. in einer radiologischen Praxis zur Untersuchung war und zwei Wochen danach einen schriftlichen Befund zugeschickt bekommt, ist man zunächst immer ratlos. Teilweise stehen da noch nicht einmal ausgeschriebene Worte, denn in der Medizin gibt es nichts, was sich nicht abkürzen lässt. Die Begriffe sind alles andere als verständlich und ob die Ergebnisse nun unauffällig oder auffällig sind, geht aus dem Schreiben auf den ersten Blick auch nicht direkt hervor.

Der nächste Schritt ist, sich ärztlich mit den **Unterlagen** vorzustellen beziehungsweise damit zu dem Arzt zu gehen, der diese Untersuchung in die Wege geleitet hat. Teilweise kann es aber Wochen dauern, bis man denjenigen in der Sprechstunde wiedersieht, und wer möchte schon lange auf die Interpretation der eigenen Befunde warten! Was ist, wenn es etwas Schlimmeres ist und es einer zügigen Behandlung bedarf?

Häufig ist es so, dass bei ernsteren Diagnosen oder Auffälligkeiten der zuweisende Arzt telefonisch von dem untersuchenden Arzt informiert wird, welcher wiederum Sie anruft und um ein kurzfristiges Wiedersehen bittet. Sollten Sie also nichts von Ihrem Arzt hören, ist das zunächst ein gutes Zeichen. Trotzdem kann man schauen, was es zu entziffern gibt, denn vor allem **Abkürzungen** sind hierbei das Stichwort. Spezifische Begriffe zu den einzelnen Bereichen (bspw. Kopf, Herz usw.), die untersucht worden sind, können aus den Tabellen ab Seite 163 entnommen werden.

GÄNGIGE ABKÜRZUNGEN

Abkürzung	Bedeutung
V.a.	Verdacht auf
Z.n.	Zustand nach
z.A.	zum Ausschluss
A.v.	Ausschluss von
a.e.	am ehesten
bd.	beide
bds.	beidseits, auf beiden Seiten
o.B.	ohne Befund
o.p.B.	ohne pathologischen Befund
A.	Arterie
V.	Vene
N.	Nerv

LAGEBEZEICHNUNGEN

Auch für die Bezeichnung der anatomischen Lage und Richtung hat sich der Mediziner einiges überlegt, um möglichst genau beschreiben zu können. Da sich »oben« und »unten« je nach aktueller Körperlage verändern, sind anatomische Lagebezeichnungen unabhängig von der aktuellen Position des Körpers.

Abkürzung	Bedeutung
anterior	vordere (bspw. am Fuß in Richtung Fußspitze)
anterolateral	vorn an der Außenseite
anteromedial	vorn an der Innenseite
apikal	an der Spitze
basal	im unteren Bereich liegend (bspw. eines Organs oder Gewebes)
bilateral	beidseitig, auf beiden Seiten liegend
dexter	rechts
distal	vom Rumpf entfernt
dorsal	rückseitig, zur Rückseite hin, zum Rücken gehörend
externus	außen liegend
frontal	stirnwärts, sitrnseitig
inferior	unter, weiter unten gelegen
intermediär	in der Mitte liegend

Rhinitis acuta – oder einfach Schnupfen

internus	innen liegend
kaudal	nach unten
kranial	kopfwärts, nach oben
lateral	von der Mitte weg
medial	zur Mitte hin
peripher	nach außen
posterior	hinten, weiter hinten gelegen
proximal	zum Rumpf hin
sinister	links
superior	weiter oben gelegen
ventral	bauchwärts, vorne
zentral	zur Körpermitte hin

Der Facharzt

Der menschliche Körper lässt sich in viele verschiedene Bereiche einteilen, wobei einiges teilweise ineinander übergeht. Die stetige Zunahme des Wissens und die Vielfalt der medizinischen Fachgebiete führen immer mehr zu Aufgliederungen der Bereiche und lassen so Spezialisten den Vortritt in Sachen Behandlung.

Wenn der Allgemeinmediziner Ihren Beschwerden nicht ganz auf die Spur kommt, einen Verdacht auf eine bestimmte Erkrankung stellt oder die Diagnose gestellt hat, überweist er, je nachdem, um was es sich handelt und was noch zu tun ist, an einen Experten für das jeweilige Gebiet – dieser Spezialist ist der Facharzt. Die Vielfalt der Medizin spiegelt sich in der Menge an Fachgebieten wider.

Nun haben Sie eine Überweisung vom Hausarzt in der Hand, aber wissen nicht, wohin es eigentlich genau gehen soll? Nachfolgend sind zur Orientierung einige Ärzte mit ihren Fachbezeichnungen aufgelistet.

Allergologe
Arzt mit Zusatzqualifikation für die Diagnostik und Behandlung von Allergien

Allgemeinchirurg
Facharzt, der ein breites Spektrum auf dem Gebiet der Chirurgie besitzt; Bindeglied zu den Spezialisten anderer chirurgischer Spezialbereiche

Allgemeinmediziner
Facharzt für allgemeine Medizin; er ist derjenige, der den Überblick behält und als Hausarzt tätig ist

Anästhesist
Facharzt für Verfahren im Bereich der Narkose während diagnostischer oder operativer Maßnahmen sowie zuständig für intensivmedizinische, schmerztherapeutische und notfallmedizinische Maßnahmen

Androloge
Arzt mit Zusatzqualifikation für Erkrankungen der männlichen Geschlechtsorgane, insbesondere bei Fruchtbarkeits- und Potenzstörungen

Angiologe
Facharzt für Erkrankungen der Blut- und Lymphgefäße, Teilgebiet der inneren Medizin

Dermatologe
Facharzt für Hauterkrankungen

Der Facharzt

Diabetologe
Arzt mit Zusatzqualifikation für Erkrankungen des Zuckerstoffwechsels/Diabetes mellitus, Teilgebiet der inneren Medizin

Endokrinologe
Facharzt für Erkrankungen der hormonbildenden Drüsen und hormonbedingte Erkrankungen; Teilgebiet der inneren Medizin

Gastroenterologe
Facharzt für Erkrankungen der Verdauungsorgane, Teilgebiet der inneren Medizin

Gefäßchirurg
Facharzt für operative Behandlungen erkrankter Blutgefäße

Gynäkologe
Facharzt für geschlechtsspezifische Erkrankungen der Frau und für Geburtshilfe

Hämatologe
Facharzt für Erkrankungen des Blutes

Herzchirurg
Facharzt für operative Behandlungen des Herzens

Internist
Facharzt für Erkrankungen der inneren Organe

Kardiologe
Facharzt für Erkrankungen des Herzens, Teilgebiet der inneren Medizin

Kinderchirurg
Facharzt für die operative Behandlung von Erkrankungen bei Kindern

Mund-Kiefer-Gesichts-Chirurg
Facharzt für die operative Versorgung von Zähnen, der Mundhöhle, des Kiefers und des Gesichtes

Nephrologe
Facharzt für funktionelle Störungen der Nieren; Teilgebiet der inneren Medizin

Neurochirurg
Facharzt für die operative Versorgung des Nervensystems

Neurologe
Facharzt für Erkrankungen des Nervensystems

Nuklearmediziner
Facharzt für die Anwendung radioaktiver Substanzen zur Erkennung und Behandlung von Erkrankungen (bswp. Szintigrafie, Radiojodtherapie)

Onkologe
Facharzt, der auf Krebserkrankungen spezialisiert ist, Teilgebiet der inneren Medizin

Opthalmologe
Augenarzt

Orthopäde
Facharzt für Erkrankungen des Stütz- und Bewegungsapparates

Pädiater
Kinderfacharzt

Pneumologe
Lungenfacharzt, Teilgebiet der inneren Medizin

Proktologe
Arzt mit Zusatzqualifikation für Erkrankungen des Enddarms

Psychiater
Facharzt für seelische Erkrankungen

Radiologe
Facharzt zur Auswertung von Untersuchungen mit ionisierender Strahlung, kernphysikalischen und sonografischen Verfahren, zudem Anwendung interventioneller, minimalinvasiver radiologischer Verfahren

Rheumatologe
Facharzt für Erkrankungen im muskuloskelettalen Bereich sowie Syndrome des Bewegungsapparates, Teilgebiet der inneren Medizin

Thoraxchirurg
Arzt für operative Behandlungen der Lunge und des Brustkorbs

Unfallchirurg
Arzt für die operative Versorgung von Verletzungen des Bewegungsapparates

Urologe
Arzt für Erkrankungen der männlichen Geschlechtsorgane sowie der ableitenden Harnwege (Nieren, Blase, Prostata, Harnröhre, Harnleiter) mit operativem Schwerpunkt

Viszeralchirurg
Arzt für operative Behandlungen des Bauchraumes

Von Kopf bis Fuß – Begriffe auf einen Blick

Wenn es doch so einfach wäre ... und für jeden Körperabschnitt ein Fachgebiet zuständig wäre. Unser Körper ist ein komplexes Konstrukt und die Vernetzungen und Verbindungen machen ihn zu dem, was er ist. Eine Hand funktioniert nicht ohne Gehirn und Nerven, ohne Knochen, ohne Haut, ohne Gelenke ... fünf mögliche Fachgebiete könnten sich um die Hand nun kümmern: sei es der Neurologe, der Orthopäde und der Chirurg, der Dermatologe oder der Rheumatologe. Wie soll man da den Überblick behalten! Um Ihnen den Weg in diesen Körperdschungel zu bahnen, folgen nun typische Begriffe von Kopf bis Fuß auf einen Blick.

KOPF

Durchschnittlich besteht der menschliche Körper zu 60 bis 70 Prozent aus Wasser, das Gehirn sogar bis zu 85 Prozent. Wer hätte da gedacht, dass das Hirn nahezu alle lebenswichtigen Körperfunktionen koordiniert! Hierfür verantwortlich sind **Neuronen**, die reizleitenden Gehirnnervenzellen. Die **Neurologie** (Lehre vom Nervensystem) befasst sich mit Erkrankungen des Nervensystems, welches seinen Hauptwohnsitz im Kopf hat, wohingegen sich die **Psychiatrie** damit beschäftigt, was im Kopf passiert, wenn es keine körperlichen Ursachen gibt. Beides liegt nah beieinander, denn teilweise überschneiden sich Beschwerden von Erkrankungen der jeweiligen Fachgebiete.

Das Nervensystem koordiniert viele Abläufe und lässt einen an der Umwelt teilhaben, indem die **Augen**, **Ohren**, **Nase**, **Zunge** und Sensoren der Haut ihre Sinnessignale über die Nerven an das Gehirn leiten, wo diese erst richtig verarbeitet werden. Es erlaubt die Muskelarbeit und damit die Bewegung. Es ist der Steuermann, der uns das Funktionieren überhaupt erst ermöglicht.

Gehirn und Nerven

Adynamie
Schwäche, Kraftlosigkeit

Agnosie
Beeinträchtigung der Sinnesverarbeitung

Akinesie
Bewegungslosigkeit der Skelettmuskulatur

Amnesie
Gedächtnisverlust

apallisches Syndrom
Wachkoma

Apathie
Teilnahmslosigkeit, Gleichgültigkeit, ohne Interessen und Emotionen

Aphasie, motorisch
Sprechstörung, unverständliche Sprache

Aphasie, sensorisch
fehlendes Sprachverständnis

Apoplex
Durchblutungsstörung mit Sauerstoffunterversorgung eines Organs, Apoplex des Gehirns = Schlaganfall

Apraxie
Verlust praktischer Fähigkeiten wie bspw. Kleidung anziehen

Ataxie
zentralnervöse Störung der Koordination von Bewegungsabläufen

Aura

Im Rahmen einer Migräne: neurologische Störungen, meist Sehstörungen, die meist vor dem Migränekopfschmerz auftreten.

Im Rahmen einer Epilepsie: Sinneseindrücke vor einem Anfall oder als einziger Ausdruck eines Anfalls wie Kribbelgefühl, Schwindel, Sehstörungen oder Halluzinationen.

Cephalgie
Kopfschmerzen

Commotio cerebri
Gehirnerschütterung

Delir
akute organische Psychose mit Bewusstseinsstörungen, Halluzinationen, Desorientierung, Schwitzen, Herzrasen

Delirium
Bewusstseinstrübung mit zeitlicher und räumlicher Desorientierung, Verwirrtheit, Halluzinationen, Angst; Folge einer Vergiftung, schwerer Infektionen, einer organischen Hirnerkrankung oder einer Psychose

Demenz
Verlust intellektueller Fähigkeiten, wie des Gedächtnisses, und Verfall der Persönlichkeitsstruktur

Demyelinisation
Schädigung oder Verlust der die Nervenzellen umgebenden Schicht (Myelin), erhebliche Beeinträchtigung der Nervenfunktion

Dysästhesie
Sensibilitätsstörung, schmerzhafte Wahrnehmung von Berührungsreizen

Dyskinesie
motorische Fehlfunktion

Enzephalitis
Gehirnentzündung

Enzephalopathie
Oberbegriff für nicht entzündliche Erkrankungen des Gehirns mit unterschiedlichen Ursachen

Epilepsie
Oberbegriff für erbliche oder als Folge von Verletzungen auftretende Gehirnerkrankungen, Krampfanfälle mit Zuckungen des ganzen Körpers, Bewusstlosigkeit und röchelnder Atmung

Fazialisparese
Gesichtslähmung

Hemiplegie
   halbseitige Lähmung des Körpers

Hydrocephalus
   Wasserkopf, Erweiterung der mit Gehirnwasser (Liquor) gefüllten Flüssigkeitsräume (Ventrikel) im Gehirn

Hyperreflexie
   gesteigerte Reflexbereitschaft

Hypophyse
   Hirnanhangsdrüse, welche eine wichtige Rolle in der Kontrolle des Hormonhaushaltes spielt

Hypothalamus
   oberstes Regulationszentrum von Hormonen, welches wichtige Vorgänge wie den Blutdruck, die Atmung, die Temperatur, den Schlaf-Wach-Rhythmus steuert

Insult
   siehe »Apoplex«

Meningitis
   Hirnhautentzündung

Neuralgie
   Nervenschmerzen

Neuritis
Nervenentzündung

Neuropathie
Erkrankung von Nerven nicht entzündlicher Ursache

Neurose
seelische Störungen ohne nachweisbare körperliche Ursachen, bei welchen die Realitätskontrolle erhalten bleibt

Paralyse
vollständige Lähmung der motorischen Nerven

Polyneuritis
entzündliche Erkrankungen des Nervensystems

Polyneuropathie
Schädigung von peripheren Nerven

Synkope
Kreislaufkollaps, kurzer Bewusstseinsverlust aufgrund einer gestörten Durchblutung des Gehirns

Tremor
unwillkürliches Zittern

Augen

Akkommodation
Fähigkeit des Auges, verschieden entfernte Gegenstände durch Veränderung der Brechkraft der Linse auf der Netzhaut scharf abzubilden

Blepharitis
Lidrandentzündung

blinder Fleck
Punkt an der Augapfelrückwand, an dem das Sehvermögen nicht möglich ist

Cornea
Hornhaut des Auges

Exophthalmus
ein- oder beidseitiges Hervortreten des Augapfels

Glaukom (grüner Star)
Steigerung des Augeninnendrucks durch eine Abflussstörung des Kammerwassers mit Schädigung von Sehnerv und Netzhaut

grauer Star (Katarakt)
Oberbegriff für Erkrankungen, die mit einer Trübung der Augenlinse einhergehen

grüner Star
siehe »Glaukom«

Iris
Regenbogenhaut des Auges, umgibt die Pupille als farbiger Ring

Kammerwasser
versorgt die Augenlinse und Hornhaut und hält zudem den Innendruck aufrecht

Katarakt
Trübung der Augenlinse

Keratitis
Entzündung der Hornhaut des Auges

Keratokonjunktivitis
Entzündung der Hornhaut und der Bindehaut am Auge

Konjunktivitis
Bindehautentzündung am Auge

Kornea
　Hornhaut des Auges

Makula lutea
　Bereich im Zentrum der Netzhaut, auch als »gelber Fleck« bezeichnet

Miosis
　Pupillenverengung

Mydriasis
　Pupillenerweiterung

Myopie
　Kurzsichtigkeit

Nystagmus
　unkontrollierte, rhythmische Bewegungen eines Organs, am häufigsten des Auges

Refraktion
　Brechungszustand eines Auges

Retina
　Netzhaut des Auges

Retinopathie
Netzhauterkrankung

Uvea
Regenbogenhaut, mittlere Augenhaut

Visus
Sehschärfe

Xeropthalmie
trockenes Auge

Hals, Nase, Ohren

Angina
Entzündung des Rachens

Anosmie
Verlust des Geruchssinnes

Aphthe
entzündliche Schleimhautveränderung im Mund (oder Genitalbereich)

auditiv
das Gehör betreffend

Cerumen
  Ohrenschmalz

Dysphagie
  Schluckbeschwerden, Schluckstörungen

Epiglottis
  Kehlkopfdeckel

Glottis
  Stimmritze

Halitose
  Mundgeruch durch ungenügende Mundhygiene oder durch Erkrankungen in der Mundhöhle

Hörsturz
  Ohrinfarkt, plötzlich auftretende Hörprobleme bis hin zum Hörverlust ohne erkennbare Ursache

Laryngitis
  Kehlkopfentzündung

Laryngospasmus
  Krampf im Bereich der Stimmritze

Lingua
  Zunge

Nasopharyngitis
  Entzündung der Nase und des Rachenraumes

Otitis interna/media/externa
  Innenohr-/Mittelohr-/Gehörgangsentzündung

ototoxisch
  das Gehör schädigend

Parotis
  Ohrspeicheldrüse

perlingual
  durch die Zungenschleimhaut wirkend

Pharyngitis
  Rachenentzündung

Pharynx
  Rachen

Rhinitis
  Nasenschleimhautentzündung

Sinusitis
Nasennebenhöhlenentzündung

Soor
Pilzinfektion der Mundschleimhaut

Stomatitis
Mundschleimhautentzündung

Tinnitus
Ohrgeräusch, Ohrenklingeln, Ohrensausen

Tonsillitis
Mandelentzündung

Tinnitus
Ohrgeräusch, Ohrenklingeln, Ohrensausen

Xerostomie
Mundtrockenheit

BRUSTKORB

Im Brustkorb (Thorax) finden sich zwei der wichtigsten Organe unseres Körpers: die Lunge und das Herz. Das

Herz ist der Motor und spielt eine Hauptrolle, während die Lunge dafür sorgt, dass der gesamte Körper mit dem lebenswichtigen Sauerstoff versorgt ist.

Herz und Gefäße

Akinesie
Bewegungslosigkeit der Herzmuskulatur im Rahmen eines Herzinfarktes

---

Aneurysma
Ausweitung einer Arterie oder der Herzwand

Angiektasie
Erweiterung von Blut- oder Lymphgefäßen

Angina pectoris
Herzanfälle mit Schmerzen meist in der linken Brustseite, die in den linken Arm, Hals und Bauch ausstrahlen

---

Angiopathie
Gefäßerkrankung

Aorta
Hauptschlagader

Aortensklerose
   Arteriosklerose der Hauptschlagader

Aortenstenose
   Verengung der Hauptschlagader

Arrhythmie
   unregelmäßiger Herzschlag

Arteria carotis
   Halsschlagader

Arterie
   Blutgefäß, das das Blut vom Herzen wegtransportiert

arterielle Hypertonie
   Bluthochdruck (ab einem Wert von 140/90 mmHg)

Arteriosklerose
   Verengung der Arterien und Behinderung des Blutdurchflusses

Asystolie
   Herzstillstand

Ballondilatation
   Gefäßausdehnung mithilfe eines Ballonkatheters

Blutdruck
Druck, mit dem das Blut vom Herzen durch die Gefäße gepumpt wird

Bradykardie
zu langsamer Herzschlag mit einem Puls von unter 60 Schlägen pro Minute

Bypass
chirurgisch angelegter Umgehungskreislauf im Gefäßsystem zur Überbrückung von Gefäßverschlüssen oder Engstellen

cardial
das Herz betreffend

cardiopulmonale Reanimation
Herz-Lunge-Wiederbelebung

chronisch-venöse Insuffizienz
chronisches Venenleiden, Symptom: Krampfadern

chronotrop
die Herzfrequenz beeinflussend

Claudicatio intermittens
 zeitweiliges Hinken, starkes Ziehen in den Waden durch chronische Arterienverschlüsse in den Beinen, die zum Stehenbleiben zwingen

Defibrillation
 Aufhebung unkoordinierter Herzaktionen mittels eines Stromstoßes mit einem Defibrillator

Diastole
 Erschlaffungsphase des Herzmuskels, niedrigere Zahl des Blutdruckwertes ist der diastolische Wert

Dilatation
 Erweiterung, Ausdehnung

Embolie
 Verstopfung eines Gefäßes durch Blutgerinnsel oder Gasblasen

Endokarditis
 Herzinnenhautentzündung

Extrasystole
 Extraschlag des Herzens

Herzinfarkt
  plötzliche Minderung der Blutversorgung (bspw. durch Verstopfung von Herzkranzarterien) und damit einhergehender Gewebsuntergang des Herzmuskels

Herzinsuffizienz
  Herzmuskelschwäche mit erniedrigter Pumpfunktion des Herzens

Hypertonie
  Bluthochdruck (ab einem Wert von 140/90 mmHg)

Hypotonie
  erniedrigter Blutdruck (Werte unter 100/60 mmHg)

inotrop
  sich auf das Sichzusammenziehen des Herzmuskels auswirkend

kardial
  das Herz betreffend

Kardiomegalie
  Vergrößerung des Herzens

Kardiomyopathie
  muskuläre Fehlfunktion des Herzens

kardiotoxisch
  herzschädigend

kardiovaskulär
  Herz und Gefäßsystem betreffend

Karditis
  allgemeine Bezeichnung für Entzündungen des Herzgewebes

koronar
  zu den Herzkranzgefäßen gehörend

Koronararterien
  Herzkranzgefäße, Herz umgebende Arterien, die den Herzmuskel mit Blut versorgen

Koronarspasmus
  Verkrampfung der Herzkranzgefäße

Koronarstenose
  Verengung von Herzkranzarterien

Myokard
  Herzmuskelgewebe

Myokardinfarkt
Herzinfarkt, Untergang von Herzmuskelgewebe aufgrund einer Durchblutungsstörung

Myokardinsuffizienz
Herzinsuffizienz

Myokarditis
Herzmuskelentzündung

Palpitation
Herzunruhe, Herzklopfen, welches vom Patienten wahrgenommen wird

Perikard
Herzbeutel

Perikarderguss
Flüssigkeitsansammlung im Herzbeutel

Perikarditis
Entzündung des Herzbeutels

Tachykardie
zu schneller Herzschlag in Ruhe mit über 100 Schlägen pro Minute

Vaskularisierung
Prozess der Neubildung kleiner Blutgefäße

Vaskulitis
Gefäßentzündung

vasodilatatorisch
gefäßerweiternd

vasokonstriktorisch
gefäßverengend

Vene
Blutgefäß, das Blut zum Herzen transportiert

venös
auf Venen bezogen

Ventrikel
Kammer im Herzen

Zyanose
bläuliche Verfärbung der Haut und Schleimhäute aufgrund einer Minderdurchblutung

Lunge

Alveolen
Lungenbläschen

Apnoe
Atemstillstand

Aspiration
unabsichtliche Einatmung von Fremdkörpern oder Flüssigkeiten bei der Atmung

Bronchie, Bronchus
aus der Luftröhre hervorgehender Abschnitt der oberen Luftwege

Bronchiektase
nicht mehr rückgängig zu machende sack- oder zylinderförmige Erweiterung der Bronchien oder ihrer Äste

Bronchitis
Entzündung der Bronchialschleimhaut mit Husten, Auswurf, Brustschmerzen und leichtem Fieber

Bronchokonstriktion
Verengung der Bronchien

Bronchospasmus
Bronchialmuskelkrampf

COPD
chronisch-obstruktive Lungenerkrankung

Dyspnoe
jede Form der Atemstörung wie Atemnot, Kurzatmigkeit.

Emphysem
Luft- oder Gasaufblähung im Gewebe, besonders in der Lunge bei Erweiterung der Lungenbläschen durch Asthma oder chronische Entzündungen

Exspiration
Ausatmung

Giemen
pfeifendes Lungengeräusch, das bei Erkrankungen der Bronchien auftritt

Hyperreagibilität
übersteigerte Reaktionsbereitschaft, bspw. bei Asthma mit Verengung der Atemwege, auf bestimmte Reize

Hyperventilation
vertiefte oder beschleunigte Atmung

Hypoventilation
Verminderung der Lungenbelüftung

Hypoxämie
Verminderung des Sauerstoffgehaltes im Blut

Hypoxie
Verminderung des Sauerstoffgehaltes im Gewebe

Inhalation
Einatmen von Gasen oder Dämpfen

Inspiration
das Einatmen, wodurch Atemluft in die Atemwege und die Lunge gelangt

Intubation
Einführung eines Schlauches in die Atemwege; so werden die Atemwege offen gehalten und eine künstliche Beatmung kann erfolgen, wenn der Patient die Atmung nicht von allein durchführen kann

Lippenbremse
Atemtechnik, die zur Entspannung der Atemmuskulatur beiträgt, indem durch die Nase ein- und durch die leicht zusammengepressten Lippen ausgeatmet wird

Lungenembolie
Verengung einer Lungenarterie durch einen Embolus

Lungenemphysem
Überblähung der Lunge, also ein gesteigerter Luftgehalt in der Lunge; dadurch bedingt kommt es zur Zerstörung von Lungengewebe; die häufigste Ursache dafür ist das Rauchen

Lungenfibrose
chronische Erkrankung der Lunge mit fortschreitender Lungengewebeveränderung

Obstruktion
Verengung bzw. Verlegung der Atemwege

Orthopnoe
Luftnot, welche sich nur durch eine aufrechte Haltung bessert

Pleura
Lungenfell, Brustfell, Rippenfell

Pneumonie
Lungenentzündung

pulmonal
die Lunge betreffend

Respiration
Atmung

Respirationstrakt
gesamtes System der Atmungsorgane

respiratorisch
die Atmung betreffend

Sarkoidose
Auftreten kleiner, knötchenartiger Zellenansammlungen (Granulome) mit Entzündung, vor allem in der Lunge; kann aber jedes Organ befallen

Schlafapnoe
im Schlaf auftretende Atemaussetzer

Sputum
Auswurf, aus den Atemwegen abgehustetes Sekret

Stridor
Atemnebengeräusch, das durch Verengung der Atemwege entstehen kann

Tachypnoe
    gesteigerte Atemfrequenz

Trachea
    Luftröhre

BAUCH- UND BECKENBEREICH

Im Bereich des Bauches spielt sich einiges ab. Der Bauchraum ist recht groß und hat Platz für viele verschiedene Organe. Sowohl die Leber, Gallenblase, Magen, Zwölffingerdarm, Bauchspeicheldrüse und Milz als auch der Dünndarm und der Dickdarm, die Nieren und die Geschlechtsorgane sind im Beckenbereich zu finden.

Oberbauch und Darm

Abdomen
    Bauch, Unterleib

abdominal
    den Bauch betreffend

Ampulle
Teil des Enddarms, wo sich der Stuhl bis zur Ausscheidung ansammelt

Appendix
Blinddarm

Aszites
Ansammlung von Flüssigkeit im Bauch

biliär
Galle, Gallenblase oder Gallengänge betreffend

Bolus
Bissen, Klumpen; auf einmal injiziertes Medikament

Bypass
operative Umgehung eines Teils des Verdauungstraktes

Cholangitis
Entzündung des Gallengangsystems

Cholelithiasis
Gallensteinkrankheit

Cholestase
Gallenstauung, zum Beispiel infolge eines Gallensteins

Colon
   Dickdarm

Divertikel
   angeborene oder erworbene sackartige Wandausstülpung eines Hohlorgans, am häufigsten im Dickdarm

Divertikulitis
   Entzündung im Bereich der Divertikel

Divertikulose
   größere Anzahl von Divertikeln

Duodenum
   Zwölffingerdarm

Dyspepsie
   Verdauungsprobleme mit Oberbauchbeschwerden

enteral
   zum Darm gehörend, den Darm betreffend

Enteritis
   Entzündung der Darmwand (des Dünndarms)

epigastrisch
   im Magen-/Oberbauchbereich

Epigastrium
Magengrube, Oberbauch

erosiv
mit einem Oberflächendefekt an Haut oder Schleimhaut einhergehend

Gastritis
Magenschleimhautentzündung

Gastroenteritis
Magen-Darm-Entzündung, meist mit Erbrechen und Durchfall einhergehend

gastrointestinal
Magen und Darm betreffend

gastroösophagealer Reflux
Rückfluss von Mageninhalt in die Speiseröhre; durch die aufsteigende Magensäure wird die Schleimhaut der Speiseröhre gereizt und es kommt unter anderem zu Sodbrennen

Hämochromatose
Eisenspeicherkrankheit (Stoffwechselerkrankung der Leber)

Hämorrhoiden
Erweiterung des Gefäßpolsters am Ausgang des Enddarms um den After herum

Helicobacter pylori
Bakterium, das den Magen-Darm-Trakt besiedelt und Ursache für die Entstehung verschiedener Erkrankungen ist (bspw. der chronischen Magenentzündung)

Hepatitis
Entzündung der Leber

hepatogen
durch die Leber bedingt, von der Leber ausgehend

Hepatomegalie
Vergrößerung der Leber

hepatotoxisch
die Leber schädigend

Hyperazidität
Magenübersäuerung durch übermäßige Säureproduktion im Magen mit Magenschmerzen, Sodbrennen, Übelkeit

Ikterus
Gelbfärbung der Haut aufgrund erhöhter Bilirubinwerte im Blut, meist einhergehend mit Störungen der Leberfunktion oder der Gallenwege

Ileum
unterer Abschnitt des Dünndarms

Ileus
Darmverschluss

intestinal
den Darm betreffend

Intestinum
Darm

Irrigation
Darmspülung

Jejunum
mittlerer Abschnitt des Dünndarms

Klistier
Darmeinlauf, Flüssigkeitseinlauf über den Anus in den Darm

Klysma
siehe »Klistier«

Kolik
Schmerzen durch das krampfhafte Anspannen der abdominellen Hohlorgane

Kolon
längster Abschnitt des Dickdarms

Leberzirrhose
chronische Erkrankung der Leber durch Gewebeveränderung und damit einhergehende Verschlechterung der Leberfunktion

Malabsorption
mangelhafte Aufnahme von Substanzen aus der Nahrung

Maldigestion
unzureichende Aufspaltung der Nahrungsbestandteile

Malnutrition
Fehlernährung

Nausea
Übelkeit

Obstipation
  Verstopfung

Ösophagus
  Speiseröhre

Ösophagussphinkter
  Schließmuskel der Speiseröhre

Ösophagusvarizen
  erweiterte Venen in der Speiseröhre, welche zu lebensbedrohlichen Blutungen führen können

Pankreas
  Bauchspeicheldrüse

Pankreatektomie
  Bauchspeicheldrüsenentfernung

Pankreatitis
  Bauchspeicheldrüsenentzündung

Peritoneum
  Bauchfell

Peritonitis
  Bauchfellentzündung

Polyp
gutartige Schleimhautgeschwulst

Pylorospasmus
Krampf des Magenpförtners (Pylorus)

Pylorus
Magenpförtner, Schließmuskel

Refluxösophagitis
Entzündung der Speiseröhre durch Rückfluss des sauren Magensaftes

rektal
den Mastdarm betreffend

Rektum
Mastdarm, Abschnitt des Dickdarms

Singultus
Schluckauf

Sphinkter
Schließmuskel

Steatorrhö
Fettstuhl (glänzender Stuhl mit lehmartiger Färbung), vermehrte Ausscheidung von Fetten über den Stuhl

Viszera
Eingeweide

Harnbildende und harnableitende Organe

Albuminurie
vermehrte Albuminausscheidung über den Urin

Anurie
fehlende Harnabsonderung durch Harnstau oder fehlende Harnbildung

Blasenkatheter
Kunststoffschlauch, der über die Harnröhre (transurethral) oder über die Bauchdecke (suprapubisch) in die Harnblase gelegt wird, um Urin abzuleiten

Dialyse
Blutwäsche; Reinigung des Blutes zum Entfernen von Giftstoffen und Abbauprodukten, nötig bei schweren Nierenerkrankungen oder fehlenden Nieren

Diurese
Harnausscheidung

extrarenal
außerhalb der Niere

Glomerulonephritis
Nierenentzündung, welche die Glomeruli betrifft

Glomerulus, Glomeruli
Gefäßknäuel in der Nierenrinde, das zusammen mit der sie umgebenden Kapsel das Nierenkörperchen bildet; Ort der Primärharnbildung

Glucosurie
Ausscheidung von Glucose im Urin

Hämaturie
Ausscheidung von roten Blutkörperchen im Urin

Hämodialyse
Verfahren zur Blutwäsche, Entfernung harnpflichtiger Stoffe mit einem Gerät außerhalb des Körpers (»künstliche Niere«)

Harninkontinenz
Blasenschwäche, Unvermögen, den Urinabgang zu kontrollieren

Miktion
Blasenentleerung, Wasserlassen

Nephritis
Nierenentzündung

Nephrolithiasis
Auftreten von Steinen in den Nieren

Nephron
kleinste Funktionseinheit der Niere

Nephropathie
Erkrankung der Niere

nephrotisches Syndrom
Zeichen für die Schädigung von Nierenkörperchen mit erhöhtem Eiweiß im Urin, erniedrigtem Eiweiß im Blut, erhöhten Blutfetten und Wassereinlagerungen im Gewebe

nephrotoxisch
die Niere schädigend

Nykturie
mehrmaliges Wasserlassen während der Nacht

Oligurie
verminderte Urinmenge

Peritonealdialyse
Nierenersatzverfahren

Proteinurie
Ausscheidung von Protein (Eiweiß) im Urin

Pyelitis
Nierenbeckenentzündung

Pyelonephritis
Nierenbeckenentzündung

Urämie
Harnvergiftung

Ureter
Harnleiter

Urethra
Harnröhre

Urolithiasis
  Harnsteinleiden

Weibliche Geschlechtsorgane und Schwangerschaft

Abort
  Fehlgeburt

Amenorrhö
  Fehlen der monatlichen Regelblutung

anovulatorischer Monatszyklus
  weiblicher Montaszyklus ohne Eisprung (bei jungen Mädchen und in den Wechseljahren)

Cerclage
  operativer Veschluss des Muttermundes während der Schwangerschaft, um eine Frühgeburt zu verhindern

Cervix uteri
  Gebärmutterhals

Dysmenorrhö
  schmerzhafte Regelblutung

Eklampsie
schwerste Form einer Schwangerschaftsvergiftung (Gestose)

Embryopathie
Schädigung des Embryos

Endometriose
Vorkommen von funktionstüchtiger Gebärmutterschleimhaut (Endometrium) außerhalb der Gebärmutterhöhle in oder auf einem anderen Organ bzw. Gewebe; dieses Gewebe reagiert auf die Hormonschwankungen während des Menstruationszyklus

Endometritis
Entzündung der Gebärmutterschleimhaut

Fertilität
Fruchtbarkeit, Fortpflanzungsfähigkeit

Fertilitätsstörung
Störung der Fortpflanzungsfähigkeit

Fetalzeit
Zeit der Schwangerschaft zwischen Anfang des 4. Monats und der Geburt

Fetogenese
Entwicklung des Ungeborenen ab dem 4. Schwangerschaftsmonat bis zur Geburt, Organreifungsphase

Fetopathie
während der Fetalzeit aufgetretene Erkrankung mit der Folge einer Entwicklungsstörung

Fetus (Fötus)
Bezeichnung der Frucht im Mutterleib ab dem 4. Schwangerschaftsmonat bis zur Geburt

Fluor genitalis
Ausfluss aus der Scheide aufgrund gesteigerter Sekretproduktion, bspw. bei Reizungen oder Infektionen

Galaktorrhö
Milchfluss, Milchabsonderung aus der Brustwarze

genital
die Geschlechtsteile betreffend

Gestose
Sammelbegriff für alle Krankheitszustände, die durch eine Schwangerschaft bedingt sind

Gonaden
Keimdrüsen, Geschlechtsdrüsen: Eierstöcke

Gravidität
Schwangerschaft

Hymen
Jungfernhäutchen

Hyperemesis gravidarum
Schwangerschaftserbrechen mit ständigem Erbrechen, Dehydratation, Gewichtsverlust und Elektrolytveränderungen im Blut; meist in den ersten Schwangerschaftswochen

Hypermenorrhö
zu starke Menstruationsblutung

Hypomenorrhö
zu schwache Menstruationsblutung

Hysterektomie
operative Entfernung der Gebärmutter

Infertilität
Unvermögen, eine Schwangerschaft bis zur Lebensreife des Kindes auszutragen

Interruptio
  Schwangerschaftsabbruch, Abtreibung

Klimakterium
  Wechseljahre der Frau

Kontrazeption
  Empfängnisverhütung

Libido
  Geschlechtstrieb

Mamma
  Brustdrüse

Mastitis
  Entzündung der Brust

Mastodynie
  Schmerzhaftigkeit der Brust

Mastopathie
  krankhafte Veränderungen der Brustdrüsen

Menarche
  erstes Auftreten der Regelblutung

Menopause
Zeitpunkt der letzten Menstruation

Menses, Menstruation, Monatsblutung
Regelblutung

Oligomenorrhö
Regelblutung, welche zu selten auftritt (meist in Abständen zwischen 6 und 12 Wochen)

Östrogene
weibliche Sexualhormone

Ovar
Eierstock

Ovarektomie
Eierstockentfernung

ovarial
den Eierstock betreffend

Ovulation
Eisprung

PAP-Abstrich
Abstrich der Schleimhaut von Muttermund und Gebärmutterkanal als Früherkennungsuntersuchung für Gebärmutterhalskrebs

Plazenta
Mutterkuchen, ein Organ, das sich während der Schwangerschaft in der Gebärmutter bildet und das Ungeborene mit Sauerstoff und Nährstoffen versorgt

Polymenorrhö
häufig auftretende Regelblutung

post conceptionem
nach der Empfängnis

post menstruationem
nach der letzten Menstruation

post partum
nach der Geburt eines Kindes

Präeklampsie
Schwangerschaftsvergiftung

Sectio
Kaiserschnitt

Sterilität
Unfruchtbarkeit, Zeugungsunfähigkeit

Uterus
Gebärmutter

vaginal
die Scheide betreffend

Vaginitis
Scheidenentzündung

Vulvitis
Entzündung der äußeren weiblichen Geschlechtsorgane

Zervix
Gebärmutterhals

Männliche Geschlechtsorgane

Fertilität
Fruchtbarkeit, Fortpflanzungsfähigkeit

Fertilitätsstörung
Störung der Fortpflanzungsfähigkeit

genital
die Geschlechtsteile betreffend

Gonaden
Keimdrüsen, Geschlechtsdrüsen: Hoden

Libido
Geschlechtstrieb

Orchis
Hoden

Prostata
männliche Drüse unterhalb der Harnblase, die einen Teil der Samenflüssigkeit bildet

Skrotum
Hodensack

Sterilität
Unfruchtbarkeit, Zeugungsunfähigkeit

DER BEWEGUNGS- UND STÜTZAPPARAT

Der Bewegungs- und Stützapparat hält uns aufrecht und stabil und ist für unsere Mobilität zuständig. Er besteht aus Knochen, Muskeln, Gelenken, Sehnen und Bändern. Dabei sorgen Knochen für Stabilität und die Muskeln sowie Sehnen und Bänder für die Bewegung. Die Gelenke ermöglichen zudem verschiedene Bewegungsrichtungen.

Knochen und Knorpel

Bandscheibe
knorpelige, flexible Verbindung zwischen den Wirbeln, die für den Zusammenhalt der Wirbel sorgt und den Druck des Körpers auf alle Wirbel gleichmäßig verteilt

---

Bandscheibenprolaps
Hervortreten des Bandscheibenkerns gegen die angrenzenden Strukturen, was unter anderem zu Schmerzen führen kann

---

Bandscheibenprotusion
Bandscheibenvorwölbung

Bursa
Schleimbeutel, hat eine Polsterungsfunktion zwischen Knochen oder unter Sehnen

---

BWS, Brustwirbelsäule
mittlerer Abschnitt der Wirbelsäule, der aus 12 Wirbeln besteht

Chondropathie
   degenerative Knorpelerkrankung

Chondrozyten
   Knorpelzellen

Diskus
   Knorpelscheibe zwischen den Gelenken, bspw. Bandscheiben

Distorsion
   Verstauchung, Verzerrung

Epiphyse
   eines der beiden Enden eines Röhrenknochens

Extension
   Streckung, Zug, zum Beispiel bei Knochenbrüchen

Extremitäten
   Arme und Beine

Femur
   Oberschenkel

Fissur
   feiner Knochenbruch

Fraktur
Knochenbruch

Hallux valgus
Ballenzeh, Fehlstellung der Großzehe

HWS, Halswirbelsäule
oberster im Halsbereich lokalisierter Abschnitt der Wirbelsäule mit 7 Wirbelkörpern

Infraktion
unvollständiger Knochenbruch

LWS, Lendenwirbelsäule
unterer Abschnitt der Wirbelsäule mit 5 Wirbelkörpern

Os
Knochen

Osteomalazie
Störung des Knochenstoffwechsels, welche zur Erweichung des Knochens führt; bei Kindern wird diese Erkrankung als »Rachitis« bezeichnet

Osteomyelitis
Entzündung des Knochens oder Knochenmarks

Osteopathie
Knochenerkrankung

Osteoporose
Knochenschwund

Ostitis
Knochenentzündung

Periost
Knochenhaut

Pes planus
Plattfuß, Fehlstellung des Fußes

Muskeln

Atonie
Spannungsverlust und damit einhergehende Erschlaffung der Muskulatur

Faszie
bindegewebige Hülle um Muskeln

Klonus
unwillkürliche Muskelkontraktionen

Muskelatrophie
  Umfangsabnahme und damit Schwund eines Muskels

Myoklonien
  kurze, unwillkürliche Zuckungen von Muskeln

Myopathie
  Muskelleiden, Erkrankungen von Muskeln

Myotonie
  vermehrte Muskelspannung

Rigor
  Muskelsteifheit

Tetanie
  schmerzhafter Muskelkrampf, Starrkrampf

Gelenke

Ankylose
  Gelenksteife

Arthralgie
  Gelenkschmerz

Arthritis
Gelenkentzündung

Arthropathie
Gelenkerkrankung

Arthrose
degenerative Gelenkerkrankung, welche durch Verschleiß und Abnutzung der Gelenke hervorgerufen wird

Fibromyalgie
Schmerzsyndrom, das sich am ganzen Körper, hauptsächlich am Bewegungsapparat, zeigt

Gelenk
Verbindung zwischen zwei oder mehreren Knochen, welche eine Bewegung dazwischen ermöglicht

Gonarthritis
Entzündung des Kniegelenks

Gonarthrose
Kniegelenkverschleiß

Hämarthrose
blutige Ergussbildung in einem Gelenk

Luxation
　Verrenkung, bei der Knochen aus ihrer gewohnten Position im Gelenk herausspringen; die häufigsten sind Schultergelenk- und Ellenbogen-Luxationen

Meniskus
　scheibenförmiger Knorpel im Gelenk

Polyarthritis
　Entzündung von mindestens 5 Gelenken gleichzeitig

Rheuma
　Sammelbegriff für verschiedene Krankheiten des Stütz- und Bewegungsapparats

»Ich habe Rheuma!«
»Was für Rheuma?«
»Wie, gibt es da verschiedene?«

»Rheuma« ist ein Begriff aus dem Griechischen und bezeichnet einen fließenden und ziehenden Schmerz der Gelenke mit damit einhergehender Funktionseinschränkung. »Rheuma« ist demnach also keine Diagnose, es ist ein Sammelbegriff für über 100 verschiedene entzündliche und degenerative (durch Abnutzung entstandene) Erkrankungen.

DIE HAUT

An dieses Organ denkt man vielleicht nicht als Erstes, aber die Haut ist unser größtes und schwerstes Organ. Sie hat vielfältige Aufgaben: Sie schützt beispielsweise und speichert wichtige Nährstoffe.

Haut

Alopezie
Haarausfall

Aphthe
entzündliche Schleimhautveränderung im Mund oder Genitalbereich

---

Arzneimittelexanthem
durch Medikamente ausgelöster, allergisch bedingter Hautausschlag

---

Cellulite
Orangenhaut; Fettpölsterchen mit leichter Lymphstauung im Bindegewebe der weiblichen Haut, die sich durch gitterartige Bindegewebsstrukturen durchdrücken

---

Cutis
Haut

Dekubitus
    Druckgeschwür bei langem Liegen; Wundliegen; Untergang von Haut- und Schleimhautgewebe

Dermatitis
    entzündliche Hautreaktion, zum Beispiel atopische Dermatitis (Neurodermitis)

Dermatosen
    Sammelbegriff für Hauterkrankungen

Effloreszenz
    sichtbare Hautveränderung infolge einer Erkrankung, bspw. Quaddel, Schuppe, Bläschen

Ekzem
    entzündliche, meist juckende, nicht ansteckende Hauterkrankung; Dermatitis

Epidermis
    Oberhaut; gefäßlose, äußere Schicht der Haut

Epithel
    Deckgewebe des Haut- und Schleimhautgewebes; Auskleidung von Hohlorganen

erosiv
    mit einem Oberflächendefekt an Haut oder Schleimhaut einhergehend

Eruption
    Ausbruch, bspw. Hervortreten eines Hautausschlags

Erysipel
    Wundrose; Entzündung der Haut und des Zellgewebes der Unterhaut durch Streptokokken mit Schwellung, Rötung, scharfer Begrenzung und starken Schmerzen

Erythem(a)
    entzündliche Rötung einer begrenzten Hautstelle

Erythrodermie
    ausgedehnte oder generalisierte entzündliche Rötung und Schuppung der Haut

Exanthem
    entzündlicher Hautausschlag

Fibrom
    gutartige Wucherung des Bindegewebes auf der Hautoberfläche

Fissur
   schmerzende, tiefe Einrisse in der Haut oder Schleimhaut

Follikulitis
   Entzündung der Haarbälge der Haut

Furunkel
   tiefe Entzündung des Haarbalges

Hidrose
   Schweißabsonderung

Hirsutismus
   meist hormonell bedingte Behaarung bei Frauen, die dem männlichen Verteilungsmuster ähnlich ist (Kinn, Oberlippe, Hals, Brust, Rücken)

Hyperkeratose
   verstärkte Verhornung der Haut

Hypertrichose
   verstärktes Wachstum von Haaren an bestimmten Stellen, kommt im Gegensatz zum Hirsutismus sowohl bei Frauen als auch bei Männern vor

Impetigo
stark infektiöse und juckende Hauterkrankung, durch Bakterien ausgelöst, meist im Kindesalter

Keloid
Wulstnarbe, gutartiger Tumor

Keratose
Verhornungsstörung der Haut

Komedo
Mitesser

Kondylom
Genitalwarze

Kontaktekzem
allergische Hautreaktion auf einen Reiz durch eine Substanz mit Rötung, Schwellung, Juckreiz und/oder Brennen der Haut

Melanom
schwarzer Hautkrebs, bösartiger Tumor der Pigmentzellen der Haut (Melanozyten)

Nävus
Muttermal

Papel
　rundes, kleines Knötchen auf der Hautoberfläche

Petechien
　punktförmige Haut- oder Schleimhautblutung, bspw. bei Blutungsneigung

Pruritus
　Juckreiz

Psoriasis
　Schuppenflechte

Purpura
　kleinfleckige Hautblutungen

purulent
　eitrig

Quaddel
　juckende Anschwellung der Haut

Rhagade
　Einriss der Haut

Seborrhö
　Überproduktion von Talg in der Haut

Sebum
  Talg

---

squamös
  schuppenförmig

Stratum corneum
  Hornschicht

Striae
  Hautstreifen

---

subkutan
  unter der Haut

Ulkus
  Geschwür durch Defekte in der Haut

Ulzeration
  Bildung eines Ulkus

Urtikaria
  Nesselsucht mit Auftreten von juckenden Quaddeln

Verruca
  Warze

Der Krankenhausaufenthalt

Eine stationäre Behandlung steht an? Wer freut sich schon über einen Aufenthalt im Krankenhaus! Hektik auf den Fluren, das Essen lässt zu wünschen übrig, der Zimmernachbar schnarcht.

Es gibt meist zwei Möglichkeiten, in einem Krankenhaus stationär aufgenommen zu werden.

Entweder es läuft **elektiv**, was bedeutet, dass Sie geplant aufgenommen werden für eine Untersuchung oder Therapie, die eine stationäre Durchführung oder Überwachung erfordern. Zum Beispiel werden Sie von einem Facharzt für Allgemeinchirurgie, dessen Sprechstunde Sie irgendwann zuvor besucht hatten, für eine Gallenblasenentfernung einbestellt, weil diese Ihnen wiederkehrend Probleme bereitet, jedoch möglichst in einem enzündungsfreien Zeitintervall operiert werden sollte. Letztlich bekommen Sie also einen Termin und werden auf Station geplant zur OP aufgenommen.

Die zweite Variante ist die deutlich unangenehmere: Sie kommen in die Notaufnahme, aus der man Sie zunächst aus medizinischer Sicht nicht mehr einfach gehen lassen kann. Dann haben Sie sich ebenfalls einen stationären Platz gesichert. Dies erfolgt meist **akut und ungeplant**, sodass weder Koffer gepackt noch geklärt ist, wer zu Hause die Blumen gießt oder der Katze während Ihrer Abwesenheit Futter gibt.

Auf Station gibt es immer gewisse Abläufe, die sich wiederholen – da ist es für Sie immer von Vorteil, vorher Bescheid zu wissen, was auf einen zukommen kann.

AUFNAHMETAG

Am ersten Tag im Krankenhaus machen Sie sich mit der Station vertraut. Sie lernen das Pflegepersonal kennen, kommen ggf. mit Ihrem Bettnachbarn ins Gespräch und werden ärztlich aufgenommen. Hierzu gehört eine Anamnese sowie körperliche Untersuchung. Anschließend geht es, je nachdem was der Grund Ihres Krankenhausaufenthaltes ist, mit einer Blutabnahme, ärztlichen Aufklärungsgesprächen bezüglich spezifischerer Untersuchungen, Operationen oder anderen therapeutischen Maßnahmen weiter.

AUFSTEHEN

Der Tag beginnt recht früh, meist gegen 7 Uhr, wenn das Pflegepersonal hereinkommt, um nach Ihnen zu schauen,

Vitalparameter zu bestimmen und Medikamente zu stellen. Das Frühstück kommt zeitnah ans Bett geliefert – ein kleiner Luxus, den man durchaus genießen kann, wenn man kann: Je nach Tagesplan müssen Sie für gewisse Untersuchungen oder operative Eingriffe auch mal nüchtern bleiben und gleichzeitig auf das Frühstück verzichten. Was tut man nicht alles für die eigene Gesundheit, oder?

Meistens am Vormittag erfolgt dann auch schon die Visite. Hierbei können bereits Ihre Familienmitglieder oder Freunde dabei sein. Die Besuchszeit endet meist mit dem Eintritt der Ruhezeit, welche von Station zu Station und Krankenhaus zu Krankenhaus unterschiedlich ausfallen kann, sich durchschnittlich aber um 20 Uhr befindet. Mittagessen und Abendessen gibt's übrigens auch serviert – pünktlich um 12 und um 18 Uhr.

VISITE

Man liegt den ganzen Tag im Patientenzimmer und wartet auf die Visite – schließlich soll es neue Informationen geben, es geht um die eigene Gesundheit, um einen selbst. Man denkt über vieles nach, es ergeben sich Fragen, wirklich viele Fragen.

Und dann, irgendwann öffnet sich die Tür des Patientenzimmers und es kommt entweder ein Arzt allein rein oder gleich eine ganze Ärzte-Mannschaft mit einem Kapitän, dem oder der Chef/-in. Einer fängt an zu reden, einem wird berichtet, welche Ergebnisse vorliegen, was das weitere Vorgehen sein wird, welche Therapie man beginnen würde usw. Meist wird viel, schnell und kompakt erzählt und man sitzt als Patient da, starrt diesen redenden Arzt an und versucht, sich stark zu konzentrieren, um wirklich jedes Wort zu verstehen.

Und dann am Schluss: »Haben Sie noch irgendwelche Fragen?« – Okay, einiges wurde in der Rede schon beantwortet, einiges steht offen. Was wollte ich noch mal wissen? Der Kopf ist leer, dabei ist er so voll mit Informationen, man muss sich sortieren, Stress kommt auf: Wenn die Gruppe gleich das Zimmer verlässt, ist sie weg und man kommt nicht mehr so schnell an sie heran.

»Wenn keine weiteren Fragen bestehen ...« Die Tür geht zu und Sie ärgern sich, dass Sie schon wieder den Bus verpasst haben und schon wieder nicht gefragt haben. Dann fallen einem die Fragen schnell wieder ein, genau dann, wo es zu spät ist.

Beim nächsten Mal also vorbereitet sein – denn Vorbereitung ist das A und O.

Tipps für die Visite

Als ersten und wichtigsten Tipp kann ich das Aufschreiben von Fragen oder Unklarheiten empfehlen. Sie sollten am besten immer etwas zum Schreiben dabeihaben, um sich Ihre Diagnose, neue Medikamente und Therapieempfehlungen notieren zu können – denn nur so haben Sie alles im Blick und können sich sortieren in dem Meer an neuen Begriffen und Umständen. Heutzutage muss man glücklicherweise keinen dicken Schreibblock und Stift mit sich herumtragen, denn das Handy ist sowieso fast immer dabei, wo sich genauso gut und schnell Notizen anlegen lassen.

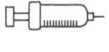 Haben Sie Ihre Notizen und Fragen parat. Auf Seite 82 ff. finden Sie eine Frageliste, an der Sie sich entlanghangeln können.

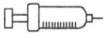 Wenn es Möglichkeiten gibt, dass ein Angehöriger bei der Visite dabei sein kann, dann sollten Sie das nutzen. Vier Ohren hören mehr als zwei und so kann man die Informationen ggf. ergänzen oder sich bei Unsicherheiten mit den Angehörigen rücksprechen.

ENTLASSUNG

»Wann werde ich entlassen?« – Wenn diese übliche Patientenfrage gestellt wird, dann freuen sich beide Parteien, wenn die Antwort »Unter Vorbehalt schon morgen« ist.

Sind Sie an diesem Punkt angekommen, fragen Sie Ihren Arzt direkt als Nächstes: »Wann sollte ich zum Hausarzt gehen? Sollte ich mich schon um weitere Nachsorgetermine kümmern?« So können Sie früh planen und ggf. schon Anrufe tätigen, damit der Übergang von stationär auf ambulant fließend verläuft. Nichts Ärgerlicheres gäbe es, wenn Sie am nächsten Morgen vor der Tür des Hausarztes stehen, um sich Rezepte für die neu verschriebenen Medikamente zu besorgen, und an der Tür klebt ein Schild mit »Wir sind im Urlaub!«.

Der **Arztbrief** gibt Aufschluss über alles, was während der Zeit Ihres Krankenhausaufenthaltes geschehen ist, welche Untersuchungen und Therapieschritte erfolgt sind, was die weiteren Empfehlungen sind, welche Medikamente Sie wie einnehmen sollten. **Kopieren** Sie sich diesen für Ihre eigenen Unterlagen und nehmen Sie ihn mit zum Hausarzt, damit er das weitere Prozedere koordinieren kann.

Im **Entlassungsgespräch** sollten Sie stets nachfragen, wenn Sie etwas nicht verstanden haben. Sie müssen wissen, welche Diagnosen gestellt worden sind, was als Nächstes bevorsteht, was Sie aktiv dafür tun können, um Ihren Gesundheitszustand zu verbessern, welche und wie Sie Ihre Medikamente einnehmen sollten. Hören Sie aufmerksam zu und fragen Sie nach!

Ihre Take-Home Message nach der Entlassung lautet also:

Versuchen Sie, immer über Ihre Gesundheit informiert zu bleiben, und setzen Sie sich aktiv dafür ein!

Shared Decision-Making – zusammen besser

Entscheidungen im Leben treffen ist nicht immer einfach, da man für die Konsequenzen selbst verantwortlich ist. Da freut man sich doch fast, wenn der Arzt eine Therapieform beschließt und man nur zustimmen muss. Dieses Modell ist jedoch veraltet. Heutzutage ist das Ziel, dass eine gemeinsame Entscheidung gefällt wird, Möglichkeiten abgewogen werden und der Arzt und der Patient Teamplayer sind, welche gemeinsam Entscheidungen im Hinblick auf die Gesundheit des Patienten treffen.

Der Begriff des Shared Decision-Making umfasst die **zweiseitige Kommunikation** zwischen Arzt und Patient, in der der Informationsaustausch und die Entscheidungsfindung auf einer Ebene und damit gleichberechtigt stattfinden. Dazu gehört, dass einerseits der Arzt dem Patienten alle wichtigen Informationen und Abwägungen erläutert, andererseits, dass der Patient seine Anliegen offen bespricht und die Prioritäten darstellt.

Besserer Behandlungserfolg

Ein gutes Arzt-Patienten-Verhältnis war schon immer ein wichtiger Bestandteil einer erfolgreichen Behandlungstherapie. Ein Gespräch mit dem Arzt auf Augenhöhe bewirkt automatisch, dass man sich viel mehr mit seiner eigenen Gesundheit beschäftigt. Eine gemeinsame Entscheidungsfindung verbessert die Einstellung der Betroffenen zur Behandlung selbst, da hierbei eine Mitverantwortung dabei ist, die die Erwartungen schärft. Damit liegt die Verantwortung des Behandlungserfolgs nicht nur in den Händen des Arztes und die Erfolgschancen einer Behandlung werden erhöht.

Werden Sie aktiv!

Was bedeutet es also für Sie als Patient? In der gemeinsamen Entscheidungsfindung geht es im ersten Schritt darum, dass Sie mit Ihrem Arzt als Team zusammenarbeiten und unter sorgfältiger Abwägung der möglichen Vorgehensweisen die für Sie beste Entscheidung treffen. Dabei sprechen Sie mit Ihrem Arzt auf einer gleichberechtigten Ebene, wobei der Arzt als Experte das Fachwissen einbringt, welche Behandlungsmöglichkeiten und deren Auswirkungen infrage kommen.

Sie als Patient hingegen bringen Ihre individuellen Erfahrungen, die persönliche Lebenssituation und damit verbundenen Präferenzen, Ängste, Erwartungen und Bedürfnisse ein. Unter Analyse der verschiedenen Behandlungsoptionen samt ihren Nutzen und Risiken soll unter Berücksichtigung der Patientenpräferenzen eine gemeinsame Entscheidung getroffen werden, wobei Sie als Patient auch die Verantwortung für die getroffene Entscheidung mittragen.

Die aktive Beteiligung von Ihnen als Patient an medizinischen Entscheidungen ist einer der wichtigsten Bestandteile des Shared Decision-Making. Dafür sollten Sie sich also aktiv einbringen, Ihre Gedanken, Erwartungen, Fragen und Ängste offen mitteilen, denn nur Sie selbst wissen, was Ihnen wichtig ist. Dabei ist der Arzt der Fachmann für alle medizinischen Belange.

Wozu die Mühe machen?

Studien haben nachgewiesen, dass sich Patienten mindestens doppelt so häufig an ärztliche Empfehlungen halten und der Behandlungsstrategie treu bleiben, wenn das Arzt-Patienten-Verhältnis auf einer vertrauensvollen Kommunikation basiert. Die gemeinsame Entscheidungsfindung hat positive Effekte auf den Verlauf Ihrer Behandlung, da Sie sich mitverantwortlich fühlen. Das hat zur Folge, dass Sie die Therapie automatisch viel gewissenhafter nachverfolgen und diese durchführen. Ihr Gesundheitsbewusstsein wird gefördert und damit auch Ihr Selbstbewusstsein.

Register

A

Abdomen 190
abdominal 190
Ablatio 24
Abort 203
Abstrich 141, 143
Abszess 24
Abusus 24
Adaptation 25
adäquat 25
Adenom 25
Adhäsion 25
Adipositas 25
Adynamie 164
aerob 25
afebril 25
Agnosie 164
Akinesie 164, 177
Akkommodation 170
akut 25
Albuminurie 199
Algesie 26
alimentär 26
alkalische Phosphatase (AP) 136
Allergie 26
Allergologe 155
Allgemeinchirurg 156
Allgemeinmediziner 156
Alopezie 219
Alpha-Amylase 138
alternierend 26
Alveolen 185
ambulant 26
Amenorrhö 203
Amnesie 165
Ampulle 191
anaerob 26
Analgesie 26
Anämie 26
Anamnese 26
Anästhesie 27
Anästhesist 156
Androloge 156
Aneurysma 177
Angiektasie 177
Angina 173
Angina pectoris 177
Angiografie 143
Angiologe 156
Angiopathie 177
Ankylose 216
Anosmie 173
anovulatorischer Zyklus 203

Anschlussheilbehandlung 27
anterior 153
anterolateral 153
anteromedial 153
antibakteriell 27
Antibiogramm 27
antiseptisch 27
antiviral 27
Anurie 199
Aorta 177
Aortensklerose 178
Aortenstenose 178
apallisches Syndrom 165
Apathie 165
Aphasie, motorisch 165
Aphasie, sensorisch 165
Aphthe 173, 219
apikal 153
Apnoe 185
Apoplex 165
Appendix 191
Applikation 27
appliziert 27
Apraxie 165
Areal 28
Arrhythmie 178
Arteria carotis 178
Arterie 178
arterielle Hypertonie 178
Arteriosklerose 178

Arthralgie 216
Arthritis 217
Arthropathie 217
Arthrose 217
Arzneimittelexanthem 219
Arztbrief 232
Aspiration 185
asymptomatisch 28
Asystolie 178
Aszites 191
Ataxie 165
Athroskopie 143
Atonie 215
Audiogramm 144
auditiv 173
Aufklärungsgespräch 68, 70
Aura 166
Ausscheidungen 28
Ausstrahlung 28

B

bakteriostatisch 28
bakterizid 28
Ballondilatation 178
Bandscheibe 212
Bandscheibenprolaps 212
Bandscheibenprotusion 212
basal 153
Bauchspeicheldrüsenwerte 137
Behandlungsvertrag 68

benigne 28
bilateral 153
biliär 191
Bilirubin 137
Biopsie 28, 144
Blasenkatheter 199
Blepharitis 170
blinder Fleck 170
Blutdruck 179
Blutentnahme 106, 108, 119, 122
BMI 29
Bodyplethysmografie 144
Bolus 29, 191
Bradykardie 179
Bronchie, Bronchus 185
Bronchiektase 185
Bronchitis 185
Bronchokonstriktion 185
Bronchoskopie 144
Bronchospasmus 186
BSG (Blutsenkungsgeschwindigkeit) 118
Bursa 212
BWS (Brustwirbelsäule) 212
Bypass 179, 191

C

Calcitonin 131
Calcium 120
cardial 179
cardiopulmonale Reanimation 179
Cellulite 219
Cephalgie 166
Cerclage 203
Cerumen 174
Cervix uteri 203
Chlorid 120
Cholangitis 191
Cholelithiasis 191
Cholestase 191
Cholesterin 123
Cholinesterase (CHE) 137
Chondropathie 213
Chondrozyten 213
chronisch 29
chronisch-venöse Insuffizienz 179
chronotrop 179
circadianer Rhythmus 29
Claudicatio intermittens 180
Colon 192
Commotio cerebri 166
Compliance 29
COPD 186
Cornea 170
Cortisol 131
CRP (C-reaktives Protein) 118
CT (Computertomografie) 144
Cutis 219

D

D-Dimere 117
Defäkation 29
Defibrillation 180
Degeneration 29
degenerativ 30
Dehydratation 30
Dekontamination 30
Dekubitus 220
Delir 166
Delirium 166
Demenz 166
Demyelinisation 167
Dermatitis 220
Dermatologe 156
Dermatosen 220
Desinfektion 30
Detoxikation 30
dexter 153
Diabetologe 157
Dialyse 199
Diarrhö 30
Diastole 180
Dilatation 30, 180
Diskus 213
Disposition 30
distal 153
Distorsion 213
Diurese 200
Divertikel 192
Divertikulitis 192
Divertikulose 192
Dolor 30
Doppler- und Farbduplexuntersuchung 144
dorsal 153
Drainage 31
Ductus 31
Duodenum 192
Dysästhesie 167
Dyskinesie 167
Dysmenorrhö 203
dysmorph 31
Dyspepsie 192
Dysphagie 174
Dysplasie 31
Dyspnoe 186
Dystrophie 31

E

Echokardiografie 145
EEG (Elektroenzephalografie) 145
Effloreszenz 220
Eisen 122
EKG (Elektrokardiografie) 145
Eklampsie 204
Ektomie 31
ektop 31

Ekzem 220
Elektrolyte 118
Embolie 180
Embryopathie 204
Emesis 31
EMG (Elektromyografie) 145
Emphysem 186
endogen 32
Endokarditis 180
Endokrinologe 157
Endometriose 204
Endometritis 204
Endoskopie 145
Endosonografie 146
enteral 192
Enteritis 192
Enzephalitis 167
Enzephalopathie 167
Epidemie 32
Epidermis 220
epigastrisch 192
Epigastrium 193
Epiglottis 174
Epikrise 32
Epilepsie 167
Epiphyse 213
Epithel 220
Eradikation 32
ERC 146
ERCP 146

erosiv 193, 221
Erreger 32
Eruption 221
Erysipel 221
Erythem(a) 221
Erythrodermie 221
Erythrozyten 109
Euphorie 32
Exanthem 221
Exazerbation 32
Exkretion 33
exogen 33
exokrin 33
Exophthalmus 170
Exsikkose 33
Exspiration 186
Exsudat 33
Extension 33, 213
externus 153
extrakorporal 33
extrarenal 200
Extrasystole 180
Extremitäten 213

F
fakultativ 33
Farbduplexuntersuchung 144
Faszie 215
Fäzes 34
Fazialisparese 167

Femur 213
Fertilität 204, 210
Fertilitätsstörung 204, 210
Fetalzeit 204
Fetogenese 205
Fetopathie 205
Fettstoffwechsel 123
Fettstuhl 199
Fetus (Fötus) 205
Fibrinogen 116
Fibrom 221
Fibromyalgie 217
Fieber 34
Fissur 213, 222
Fistel 34
Flatulenz 34
Fluor genitalis 205
Fluoreszenz-Szintigrafie 146
Flush 34
Follikel 34
Follikulitis 222
fragil 34
Fraktur 35, 214
frontal 153
FSH 130
fT3 und ft4 129
fulminant 35
Funduskopie 146
funktionelle Störung 35
Furunkel 222

G

Galaktorrhö 205
Gamma-GT (GGT) 136
Gangrän 35
Gastritis 193
Gastroenteritis 193
Gastroenterologe 157
gastrointestinal 193
gastroösophagealer Reflux 193
Gastroskopie 146
Gefäßchirurg 157
Gelenk 217
Gelenkpunktion 147
Generalisierung 35
Genese 35
Genetik 35
genetisch 36
genital 205, 211
Geriatrie 36
geriatrische Rehabilitation 36
Gestose 205
Giemen 186
Glaukom (grüner Star) 170
Glomerulonephritis 200
Glomerulus, Glomeruli 200
Glottis 174
Glucose 126
Glucosurie 200
Gonaden 206, 211
Gonarthritis 217

Gonarthrose 217
GOT (AST) 135
GPT (ALT) 135
grauer Star (Katarakt) 171
Gravidität 206
grüner Star 171
Gynäkologe 157

H
habituell 36
Habitus 36
Halbwertszeit 36
Halitose 174
Hallux valgus 214
Hämangiom 36
Hämarthrose 217
Hämatokrit 111
Hämatologe 157
Hämatom 37
Hämaturie 200
Hämoccult-Test 147
Hämochromatose 193
Hämodialyse 200
hämodynamisch 37
Hämoglobin 110
hämorrhagisch 37
Hämorrhoiden 194
Harninkontinenz 201
Harnsäure 134
Harnstoff 133

HbA1c 127
HCG 130
HDL 124
Helicobacter pylori 194
Hemiplegie 168
Hepatitis 194
hepatogen 194
Hepatomegalie 194
hepatotoxisch 194
Herzchirurg 157
Herzfrequenz 101, 179
Herzinfarkt 181
Herzinsuffizienz 181
Herzkatheter-
   untersuchung 147
Herzwerte 138
heterogen 37
Hiatus 37
Hidrose 222
Hirsutismus 222
Histologie 37
homogen 37
Hormone 37
Hörsturz 174
HWS (Halswirbelsäule) 214
Hydrocephalus 168
hydrophil 38
hydrophob 38
Hydrops 38
Hymen 206
Hyperämie 38

Hyperazidität 194
Hyperemesis gravidarum 206
Hyperglykämie 38
Hyperkeratose 222
Hypermenorrhö 206
Hyperplasie 38
Hyperreagibilität 38, 186
Hyperreflexie 168
Hypersensitivität 39
Hyperthermie 39
Hypertonie 181
Hypertrichose 222
Hypertrophie 39
Hyperventilation 186
Hypoglykämie 39
Hypomenorrhö 206
Hypophyse 168
Hypoplasie 39
Hypothalamus 168
Hypothermie 39
Hypotonie 181
Hypoventilation 187
Hypovolämie 39
Hypoxämie 187
Hypoxie 187
Hysterektomie 206

I
idiopathisch 40
Ikterus 195
Ileum 195
Ileus 195
immobil 40
immun 40
immunisieren 40
Immunsuppression 40
Immunsystem 40
Impetigo 223
Implantation 40
inapperent 41
indifferent 41
Indikation 41
indiziert 41
Indolenz 41
Infektion 41
infektiös 41
inferior 153
Infertilität 206
Inflammation 41
Infraktion 214
Infusion 42
Inhalation 187
inhibieren 42
initial 42
initiieren 42
Injektion 42
inkompatibel 42
Inkontinenz 42
Inkubationszeit 42
inoperabel 43

inotrop 191
INR 116
Inspiration 187
Instillation 43
Insuffizienz 43
Insulin 127
Insult 168
Interaktion 43
interkritisch 43
intermediär 153
intermittierend 43
Internist 158
internus 154
Interruptio 207
Interstitium 43
interzellulär 44
intestinal 195
Intestinum 195
Intoleranz 44
Intoxikation 44
intrinsisch 44
Intubation 187
Inzidenz 44
Iris 171
irreversibel 44
Irrigation 195
ischämisch 44

J
Jejunum 195

juvenil 44

K
Kachexie 45
Kalium 119
Kammerwasser 171
Kanüle 45
kanzerogen 45
kanzerös 45
Kapillare 45
kardial 181
Kardinalsymptom 45
Kardiologe 158
Kardiomegalie 181
Kardiomyopathie 181
kardiotoxisch 182
kardiovaskulär 182
Karditis 182
Karenz 45
Karies 46
Karotis 46
karzinogen 46
Karzinogenese 46
Karzinom 46
Kasuistik 46
Katarakt 171
Katheter 46
Katheterisierung 47
kaudal 154
kausal 47

Keloid 223
Keratitis 171
Keratokonjunktivitis 171
Keratose 223
Kernspintomografie 147
Kinderchirurg 158
Klimakterium 207
Klistier 195
Klonus 215
Klysma 196
Knochenmark 142
Knochenmarkdepression 47
Knochenmarkpunktion 147
Koagulation 47
kognitiv 47
kohärent 47
Kolik 196
Kollaps 47
Kolon 196
Koloskopie 148
Koma 48
Komedo 223
Kompensation 48
Kondylom 223
Konjunktivitis 171
konnatal 48
konservativ 48
Konsil 48
Konstitution 48
konstriktiv 48
kontagiös 48

Kontaktekzem 223
Kontamination 49
kontaminiert 49
Kontraindikation 49
Kontraktion 49
Kontraktur 49
Kontrazeption 207
Kornea 172
koronar 182
Koronarangiografie 148
Koronararterien 182
Koronarspasmus 182
Koronarstenose 182
Koprostase 49
kranial 154
Kreatinin 133
Kreatininkinase (CK) 139
kumulativ 49
kurativ 49

L
Laparoskopie 148
Laryngitis 174
Laryngospasmus 174
Läsion 50
latent 50
Latenzphase 50
lateral 154
LDL 124
Leberwerte 135
Leberzirrhose 196

Letalität 50
Leukoplakie 50
Leukozyten 113
Libido 207, 211
Lingua 175
Lipase 137
Lipid 50
Lippenbremse 187
Liquor 142
lokal 50
Lumbalpunktion 148
Lungenembolie 188
Lungenemphysem 188
Lungenfibrose 188
Lungenfunktionstest (LuFu) 148
Luxation 218
LWS (Lendenwirbelsäule) 214
Lymphadenopathie 50
Lymphdrainage 51
Lymphe 51
Lymphknoten 51

M

Magensaft 141
Magnesium 121
Makula lutea 172
Malabsorption 196
Maldigestion 196
maligne 51
Malnutrition 196
Mamma 207
Mammografie 148
Manifestation 51
Mastitis 207
Mastodynie 207
Mastopathie 207
medial 154
Melanom 223
Menarche 207
Meningitis 168
Meniskus 218
Menopause 208
Menses 208
Menstruation 208
Metabolismus 51
Metastasen 51
Mikroaneurysma 52
Mikroangiopathie 52
Miktion 52, 201
Miosis 172
Morbidität 52
Morbus 52
MRT (Magnetresonanztomografie) 149
Mukolyse 52
multifaktoriell 52
multipel 52
Mund-Kiefer-Gesichts-Chirurg 158
Muskelatrophie 216
Mydriasis 172

myeloisch 53
Mykose 53
Myoglobin 138
Myokard 182
Myokardinfarkt 183
Myokardinsuffizienz 183
Myokarditis 183
Myoklonien 216
Myopathie 216
Myopie 172
Myotonie 216

N

Nasopharyngitis 175
Natrium 119
Nasopharyngitis 175
Nausea 53, 196
Nävus 223
Nekrose 53
nekrotisch 53
Nephritis 201
Nephrolithiasis 201
Nephrologe 158
Nephron 201
Nephropathie 201
nephrotisches Syndrom 201
nephrotoxisch 201
Neuralgie 168
Neuritis 168
Neurochirurg 158

Neurologe 158
Neurologie 164
Neuropathie 169
Neuritis 169
Neurose 169
Nierenwerte 133
Nodulus 53
nosokomial 53
Noxe 53
Nuklearmediziner 159
Nykturie 202
Nystagmus 172

O

Obduktion 54
obligat 54
Obstipation 54, 197
Obstruktion 54, 188
Ödem 54
okkult 54
Oligomenorrhö 208
Oligurie 202
Onkologe 159
operativ 54
Opthalmologe 159
oral 54
Orchis 211
organisch 55
Orthopäde 159
Orthopnoe 188

Orthostase 55
Os 214
Ösophagus 197
Ösophagussphinkter 197
Ösophagusvarizen 197
Osteomalazie 214
Osteomyelitis 214
Osteopathie 215
Osteoporose 215
Ostitis 215
Östrogene 208
Otitis 175
Otoskopie 149
ototoxisch 175
Ovar 208
Ovarektomie 208
ovarial 208
Ovulation 208

P

Packungsbeilage 95
Pädiater 159
palliativ 55
Palpitation 183
Pandemie 55
Pankreas 197
Pankreatektomie 197
Pankreatitis 197
PAP-Abstrich 209
Papel 224

Paralyse 169
Parasiten 55
Parästhesie 55
Parenchym 55
parenteral 56
Parese 56
Parotis 175
paroxysmal 56
partiell 56
passager 56
pathogen 56
Pathogenese 56
pathologisch 56
Patientenakte 70 ff.
Patientenverfügung 72 f.
Perforation 57
Perfusion 57
Perikard 183
Perikarderguss 183
Perikarditis 183
Perimetrie 149
Periost 215
peripher 154
Peristaltik 57
Peritonealdialyse 202
Peritoneum 197
Peritonitis 197
Perkussion 57
perlingual 175
persistierend 57

Pes planus 215
Petechien 224
Pharyngitis 175
Pharynx 175
Phlebitis 57
Phobie 57
Phosphat 121
Photopletysmografie 149
physiologisch 57
physisch 58
Plaque 58
Plasma 58
Plazenta 209
Pleura 188
Pneumologe 159
Pneumonie 188
Polyarthritis 218
Polydipsie 58
Polymenorrhö 209
Polyneuritis 169
Polyneuropathie 169
Polyp 58, 198
Polyurie 58
post conceptionem 209
post menstruationem 209
post partum 209
posterior 154
postinfektiös 58
postoperativ 58
Präeklampsie 209

Präkanzerose 58
präoperativ 59
Prävention 59
Proband 59
proBNP 139
Progesteron 130
Prognose 59
Progredienz 59
progressiv 59
Proktologe 159
Prolaktin 132
Prolaps 59
Proliferation 59
Prophylaxe 59
Prostata 211
Proteinurie 202
proximal 154
Pruritus 60, 224
Psoriasis 224
Psychiater 160
Psychiatrie 164
psychisch 60
PTH (Parathormon) 131
pulmonal 189
Punktion 60
Purpura 224
purulent 60
purulent 224
Pyelitis 202
Pyelonephritis 202

Pylorospasmus 198
Pylorus 198
Pyrexie 60

Q
Quaddel 224
Quick 115

R
Radiologe 160
Reanimation 60
Referenzbereich 105 f.
Reflux 60
Refluxösophagitis 198
Refraktion 172
regressiv 60
Rekonvaleszenz 60
rektal 198
Rektum 198
Remission 61
Resektion 61
Residuum 61
resistent 61
Resorption 61
Respiration 189
Respirationstrakt 189
respiratorisch 189
Retina 172
Retinopathie 173
retrospektiv 61

Rezeptor 61
Rezidiv 61
Rhagade 224
Rheuma 218
Rheumatologe 160
Rhinitis 175
Rigor 216
Röntgenuntersuchung 149
Ruptur 62

S
Sarkoidose 189
Sauerstoffsättigung 103
Schilddrüsenwerte 128
Schlafapnoe 189
Screening 62
Seborrhö 224
Sebum 225
Sectio 209
Sedierung 62
Sekretion 62
Sensibilisierung 62
Sepsis 62
Septum 62
Serum 62
Singultus 63, 198
sinister 154
Sinusitis 176
Skrotum 211
solitär 63

somatisch 63
Somnolenz 63
Sonografie 149
Soor 176
Speichel 141
Sperma 142
Sphinkter 198
Spurenelemente 121
Sputum 141, 189
squamös 225
stationär 63
Steatorrhö 199
Stenose 63
steril 63
Sterilität 210 f.
Stimulus 63
Stomatitis 176
Stratum corneum 225
Striae 225
Stridor 189
Stuhl 141
subklinisch 63
subkutan 225
Substitution 64
superior 154
Symptom 64
Syndrom 64
Synkope 169
Szintigrafie 150

T
Tachykardie 183
Tachypnoe 190
Testosteron 132
Tetanie 216
Thoraxchirurg 160
Thromboembolie 64
Thrombose 64
Thrombozyten 112
Tinnitus 176
Tonsillitis 176
Toxikose 64
Toxin 64
Trachea 190
transitorisch 64
transösophagiale Echokardiografie 150
Transplantat 64
transthorakale Echokardiografie 150
Trauma 65
Tremor 169
Triglyzeride 125
Troponin I 139
Troponin T 139
TSH 129
Tumor 65

U
Ulkus 225
Ulzeration 225

Unfallchirurg 160
Urämie 202
Ureter 202
Urethra 202
Urin 141
Urinstreifentest 150
Urografie 150
Urolithiasis 203
Urologe 161
Urtikaria 225
Uterus 210
Uvea 173

V

vaginal 210
Vaginitis 210
Vaskularisierung 184
Vaskulitis 184
vasodilatatorisch 184
vasokonstriktorisch 184
Vene 65, 184
venös 65, 184
ventral 154
Ventrikel 184
Verruca 225
Vertigo 65

Vesikel 65
Vigilanz 65
Visus 173
Viszera 199
Viszeralchirurg 161
vital 65
Vulnus 65
Vulvitis 210

W

Wechselwirkungen 96

X

Xeropthalmie 173
Xerostomie 176

Z

zentral 154
Zervix 210
Zirrhose 66
Zuckerstoffwechsel 126
Zyanose 66, 184
Zyste 66
Zystoskopie 150
Zytologie 66
zytotoxisch 66

Literatur

https://www.bundesgesundheitsministerium.de/fileadmin/
Dateien/3_Downloads/P/Praevention/Infoblatt_
Patientenrechte.pdf

https://www.bundestag.de/resource/blob/418610/198af9fae0d55
9572b69be74e301d0b9/WD-9-100-15-pdf-data.pdf

Dormann, Arno J./Isermann, Berend/Heer, Christian (2018): *Laborwerte.* Urban & Fischer Verlag/Elsevier

Elwyn, Glyn et al. (2012): *Shared Decision Making: A Model for Clinical Practice.* J Gen Intern Med. 27 (10): 1361–7

Gerok, Wolfgang et al. (2007): *Die Innere Medizin: Referenzwerk für den Facharzt.* Schattauer, F. K. Verlag

Grote Westrick, Marion/Haschke, Claudia/Palmowski, Stefan (2018): *Gemeinsam entscheiden. Daten, Analysen, Perspektiven. Nr. 4.* In: *Spotlight Gesundheit.* Bertelsmann Stiftung. ISSN (Print): 2364-4788, ISSN (online): 2364-5970

Hagemann, Olav: *www.laborlexikon.de.* ISSN 1860-966X

Herold, Gerd et al. (2017): *Innere Medizin 2018.* Verlag Gerd Herold

Studie »Persönliches Gesundheitsmanagement« der IKK classic, Juli 2015, Link: https://www.ikk-classic.de/dam/jcr:26738f04-5727-4c73-a901-9ee2230bea01/Umfrageergebnisse-Persoenliches-Gesundheitsmanagement_neu.pdf

https://www.imgwf.uni-luebeck.de/fileadmin/oeffentlich/2-__Terminologieskript.pdf

Irving, G. et al.: *International variations in primary care physician consultation time: a systematic review of 67 countries.* BMJ Open 2017;7:e017902. doi: 10.1136/bmjopen-2017-017902

Murken, Axel Hinrich (2018): *Lehrbuch der Medizinischen Terminologie. Grundlagen der ärztlichen Fachsprache.* Wissenschaftliche Verlagsgesellschaft

https://www.patientenberatung.de/de

Ratgeber für Patientenrechte, Broschüre, BMG-G-11042, Juli 2018

Spatz, Erica S./Spertus, John A. (2012): *Shared decision making: a path toward improved patient-centered outcomes.* Circulation: Cardiovascular Quality and Outcomes. Nov. 5(6): e75–e77

Stacey, Dawn et al. (2017): *Decision aids for people facing health treatment or screening decisions.* Cochrane Database Syst Rev. (4): CD001431

Zolnierek, Kelly B./Dimatteo, Maryanne R. (2009): *Physician communication and patient adherence to treatment: a meta-analysis.* In: Medical care. 47 (8): 826–834